Ultra-sonografia Tridimensional

em Ginecologia e Obstetrícia

Traduzido do original: Sanfujinka Sanjigen Chōonpa
Copyright © 2000 da Medical View
ISBN: 4-89553-883-4

ISBN: 85-7241-465-7

Tradução
Dr. Takeomi Tsuno

Revisão Científica
Dra. Eliane Azeka Hase
Dra. Maria Okumura

CIP-BRASIL. CATALOGAÇÃO NA FONTE
SINDICATO NACIONAL DOS EDITORES DE LIVROS, RJ.

B111u

Baba, Kazunori
Ultra-sonografia tridimensional em ginecologia e obstetrícia / Kazunori Baba, Yuko Io ; [tradução Takeomi Tsuno ; revisão científica Eliane Azeka Hase, Maria Okumura]. – São Paulo : Roca, 2004

Tradução de: Sanfujinka Sanjigen Chōonpa
Inclui bibliografia
ISBN 85-7241-465-7

1. Aparelho genital feminino – Ultra-sonografia. 2. Ultra-som em obstetrícia. 3. Feto – Ultra-sonografia. 4. Imagem tridimensional em medicina.
I. Io, Yuko. II. Título.

03-1449. CDD 618.047543
CDU 618.1/.2-073.43

2004

EDITORA ROCA LTDA.
Rua Dr. Cesário Mota Jr., 73
CEP 01221-020 – São Paulo – SP
Tel.: (11) 3331-4478 – Fax: (11) 3331-8653
E-mail: edroca@uol.com.br – www.editoraroca.com.br

Impresso no Brasil
Printed in Brazil

PREFÁCIO

Nos últimos anos, houve grande avanço da ultra-sonografia tridimensional na área de Ginecologia e Obstetrícia. Entretanto, observa-se que, com a rápida disseminação dos equipamentos, apenas a imagem tridimensional do feto tem sido enfatizada, sendo difundida a noção errônea de "ultra-sonografia tridimensional" = "imagem tridimensional do feto", mesmo entre ginecologistas e obstetras. Há necessidade, portanto, de os termos técnicos relativos à ultra-sonografia tridimensional serem utilizados de forma apropriada, para evitar interpretações inadequadas.

O autor Baba, deste livro, vem se dedicando ao desenvolvimento da ultra-sonografia tridimensional e ao estudo de sua aplicação na área de Ginecologia e Obstetrícia, na Universidade de Tóquio e no Centro de Assistência Médica Integrada da Faculdade de Medicina de Saitama e a autora Io é pioneira, no Japão, na aquisição do equipamento de ultra-sonografia tridimensional, com grande experiência de seu uso em Ginecologia e Obstetrícia.

Este livro de introdução à ultra-sonografia tridimensional em Ginecologia e Obstetrícia está elaborado sobre fotografias e gráficos, para que os médicos clínicos assimilem, com maior facilidade, noções sobre a ultra-sonografia tridimensional.

Os capítulos 1 e 2 são dedicados a assuntos básicos. No capítulo 2 descreve-se, objetivamente, cada um dos passos da operação do equipamento, como num manual.

Nos capítulos 3 a 5 são apresentados casos clínicos, rigorosamente selecionados pelos próprios autores entre considerável número de trabalhos científicos nacionais e internacionais. Incluem-se praticamente todos os casos clínicos, materiais de estudo e métodos de apresentação considerados úteis para a prática clínica. Além das finalidades descritas neste livro, o equipamento de diagnóstico ultra-sonográfico tridimensional possui outros importantes recursos, como determinação de volume, visualização tridimensional do fluxo sangüíneo com o uso dos métodos *Power-Doppler* e *Color-Doppler*. No entanto, consi-

PREFÁCIO

Nos últimos anos, houve grande avanço da ultra-sonografia tridimensional na área de Ginecologia e Obstetrícia. Entretanto, observa-se que, com a rápida disseminação dos equipamentos, apenas a imagem tridimensional do feto tem sido enfatizada, sendo difundida a noção errônea de "ultra-sonografia tridimensional" = "imagem tridimensional do feto", mesmo entre ginecologistas e obstetras. Há necessidade, portanto, de os termos técnicos relativos à ultra-sonografia tridimensional serem utilizados de forma apropriada, para evitar interpretações inadequadas.

O autor Baba, deste livro, vem se dedicando ao desenvolvimento da ultra-sonografia tridimensional e ao estudo de sua aplicação na área de Ginecologia e Obstetrícia, na Universidade de Tóquio e no Centro de Assistência Médica Integrada da Faculdade de Medicina de Saitama e a autora Io é pioneira, no Japão, na aquisição do equipamento de ultra-sonografia tridimensional, com grande experiência de seu uso em Ginecologia e Obstetrícia.

Este livro de introdução à ultra-sonografia tridimensional em Ginecologia e Obstetrícia está elaborado sobre fotografias e gráficos, para que os médicos clínicos assimilem, com maior facilidade, noções sobre a ultra-sonografia tridimensional.

Os capítulos 1 e 2 são dedicados a assuntos básicos. No capítulo 2 descreve-se, objetivamente, cada um dos passos da operação do equipamento, como num manual.

Nos capítulos 3 a 5 são apresentados casos clínicos, rigorosamente selecionados pelos próprios autores entre considerável número de trabalhos científicos nacionais e internacionais. Incluem-se praticamente todos os casos clínicos, materiais de estudo e métodos de apresentação considerados úteis para a prática clínica. Além das finalidades descritas neste livro, o equipamento de diagnóstico ultra-sonográfico tridimensional possui outros importantes recursos, como determinação de volume, visualização tridimensional do fluxo sangüíneo com o uso dos métodos *Power-Doppler* e *Color-Doppler*. No entanto, considerando-se a relação custo-benefício, estes recursos dificilmente são utilizados na clínica, pelo menos no momento atual e foram omitidos para maior objetividade. O capítulo 6 discorre sobre vantagens e limitações da ultra-sonografia tridimensional e, na última página, estão relacionadas as referências bibliográficas.

Ao concluirmos este livro, queremos expressar nossos sinceros agradecimentos:

ao Dr. Hiroshi Igai, do Departamento de Bioengenharia Médica do Curso de Pós-Graduação da Universidade de Tóquio, pelos constantes incentivos;

ao Dr. Katsuyuki Kinoshita, do Departamento de Ginecologia e Obstetrícia do Centro de Assistência Médica Integrada da Faculdade de Medicina de Saitama e ao Dr. Akira Takeda, do Centro Integrado de Assistência Médica Materno-Fetal do Período Perinatal e aos médicos do Departamento, pelo preparo de fotografias das imagens ultra-sonográficas dos casos clínicos;

aos Srs. Shizuo Hara e Maya Kiyozawa, da empresa Medical View, que atenderam a todas as nossas solicitações e concluíram este valioso livro.

Desejamos, sinceramente, que este livro seja útil na difusão da ultra-sonografia tridimensional e no seu uso apropriado, trazendo benefícios a um grande número de pacientes.

Início da primavera do ano 2000.

Kazunori Baba
Professor Adjunto do Departamento de
Bioengenharia Médica do Curso de
Pós-graduação da Universidade de Tóquio.

Yuko Io
Diretora da Clínica de Senhoras Inoue.

Home-page: Kazunori Baba:
http://www.bme.rcast.u-tokyo.ac.jp/baba/baba.html

Clínica de Senhoras Inoue: http://www.inv.co.jp/~ilc/

ÍNDICE

CAPÍTULO 1

Princípios da Ultra-sonografia Tridimensional

O primeiro relato sobre ultra-sonografia tridimensional na avaliação fetal foi publicado em 1986. Na ocasião, devido às dificuldades técnicas (grande porte do computador e longo tempo necessário para o processamento da imagem tridimensional), este método não foi empregado como rotina na prática clínica. Posteriormente, graças aos avanços tecnológicos, a ultra-sonografia tridimensional passou a ser usada com facilidade nos ambulatórios de Ginecologia e Obstetrícia. Nesse período, surgiram vários tipos de aparelhos com base em princípios e métodos distintos que podem ser agrupados em três: método pelo computador, método de *real time ultrasonic beam tracing* e método de lente de dispersão acústica. O tipo de imagem obtida em cada um deles está indicado no Quadro 1.1. Neste capítulo, faremos uma explanação do princípio da ultra-sonografia tridimensional por método pelo computador, que tem amplo uso e maior utilidade clínica.

A ultra-sonografia tridimensional pelo computador permite compor vários tipos de imagens e se baseia na execução de três etapas básicas:

Quadro 1.1 – Classificação da ultra-sonografia tridimensional e tipos de imagens

<table>
<tr><th colspan="3">Método pelo computador. Reconstrução da imagem</th><th>Tipo de imagem</th></tr>
<tr><td rowspan="6">Método pelo computador</td><td colspan="2">Reconstrução de plano arbitrário</td><td>Imagem do plano arbitrário*</td></tr>
<tr><td colspan="2">Surface rendering</td><td>Imagem tridimensional da superfície corporal e da estrutura óssea**</td></tr>
<tr><td rowspan="4">Volume rendering</td><td>Exibição da superfície</td><td>Imagem tridimensional da superfície corporal e da estrutura óssea**</td></tr>
<tr><td>Exibição do valor máximo</td><td>Imagem tridimensional da estrutura óssea</td></tr>
<tr><td>Exibição do valor mínimo</td><td>Imagem tridimensional de cistos e vasos</td></tr>
<tr><td>Exibição semi-transparente</td><td>Imagem tridimensional semi-transparente</td></tr>
<tr><td colspan="3">Método de real time ultrasonic beam tracing</td><td>Imagem tridimensional da superfície corporal e da estrutura óssea***</td></tr>
<tr><td colspan="3">Método de lente de dispersão acústica</td><td>Imagem ultra-sonográfica de corte largo</td></tr>
</table>

* Em geral, são exibidos simultaneamente 3 planos ortogonais.
** Dependendo do valor limiar estabelecido, são exibidas imagens tridimensionais da superfície corporal ou imagens tridimensionais da estrutura óssea.
*** Dependendo do grau de transparência estabelecido, são exibidas imagens tridimensionais da superfície corporal ou imagens tridimensionais da estrutura óssea.

- Aquisição de dados tridimensionais
- Construção do conjunto de dados tridimensionais
- Reconstrução e exibição da imagem

AQUISIÇÃO DE DADOS TRIDIMENSIONAIS

Coletam-se dados tridimensionais sob a forma de múltiplos tomogramas consecutivos obtidos pelo movimento da sonda de ultra-sonografia, como mostra a Fig. 1.1. Além do método ilustrado na Fig. 1.1, já

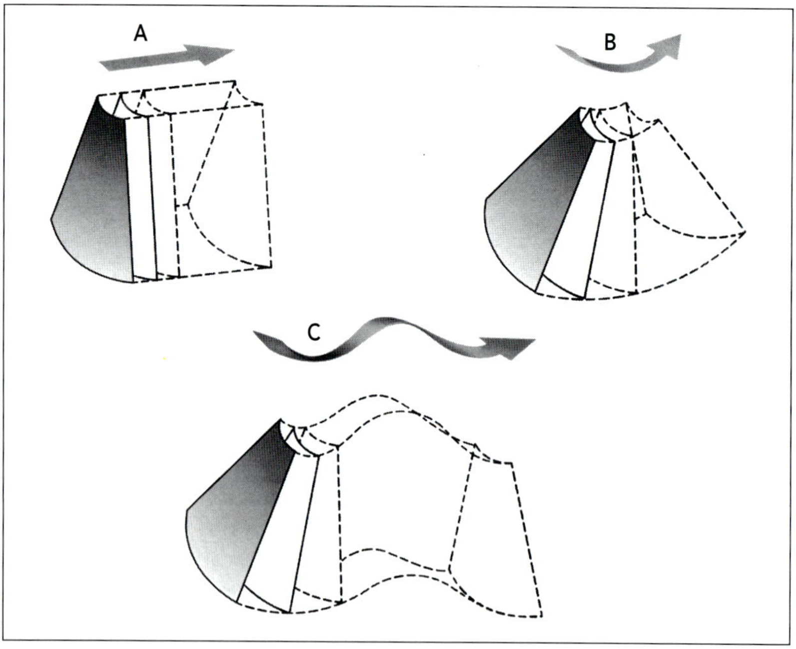

Figura 1.1 – Obtenção dos dados tridimensionais
Dados tridimensionais são obtidos como múltiplos tomogramas, pelo movimento da sonda de ultra-sonografia. A seta indica a direção do movimento e a imagem trapezóide representa a imagem tomográfica obtida. **A)** Obtenção de imagens tomográficas paralelas entre si, pelo movimento da sonda na direção perpendicular às imagens tomográficas. **B)** Obtenção de imagens tomográficas em forma de leque, pelo movimento pendular da sonda. **C)** Movimento manual da sonda, junto à parede abdominal.

foi utilizado o método com rotação da sonda. A sonda de ultra-sonografia tridimensional mais empregada atualmente tem, armazenada no seu interior, a sonda convexa de varredura eletrônica e sua forma de movimentação está representada na Fig. 1.1B.

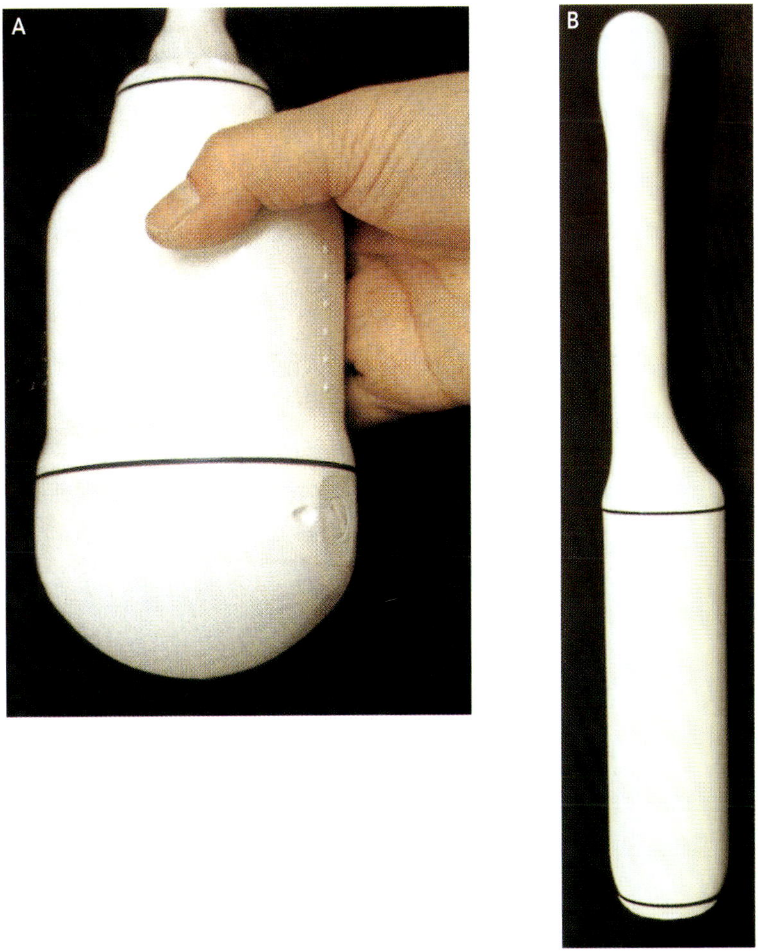

Figura 1.2 – Sonda de ultra-sonografia tridimensional
A) Para uso transabdominal. **B)** Para uso transvaginal. Ambas contêm a sonda convexa de varredura eletrônica que é movimentada, como ilustrado na Fig. 1.1B, por um motor, para a aquisição de dados tridimensionais. Quando não está sendo realizada a varredura tridimensional, a sonda convexa ocupa a posição mediana e pode ser usada como sonda do método ultra-sonográfico convencional.

CONSTRUÇÃO DO CONJUNTO DE DADOS TRIDIMENSIONAIS

Os dados tridimensionais obtidos são uma coleção de numerosos tomogramas. Portanto, é preciso construir o conjunto de dados tridimensionais complementando os dados, preenchendo as lacunas entre os tomogramas contíguos respeitando a relação entre suas posições. O conjunto de dados tridimensionais pode ser considerado uma reunião de cubos denominados *voxels* que, cortada em qualquer parte, mostra esplêndidas imagens (ver *Reconstrução de plano arbitrário,* a seguir). Cada *voxel* possui um valor que representa a intensidade do ultra-som refletido (na imagem ultra-sonográfica, é o valor que indica a luminosidade de cada ponto, doravante chamado de valor do brilho). Na ultra-sonografia tridimensional pelo computador, a imagem é reconstruída a partir deste conjunto de dados tridimensionais.

Para reconstrução da imagem tridimensional, é comum se estabelecer a região de interesse (ROI – *region of interest*) no conjunto de dados tridimensionais, retirando e utilizando apenas as partes necessárias, a fim de evitar a interferência das imagens em torno do alvo (Fig. 1.3).

RECONSTRUÇÃO E EXIBIÇÃO DA IMAGEM

Existem três métodos para reconstrução de imagens pelo computador a partir do conjunto de dados tridimensionais:

- Reconstrução de plano arbitrário
- *Surface rendering*
- *Volume rendering*

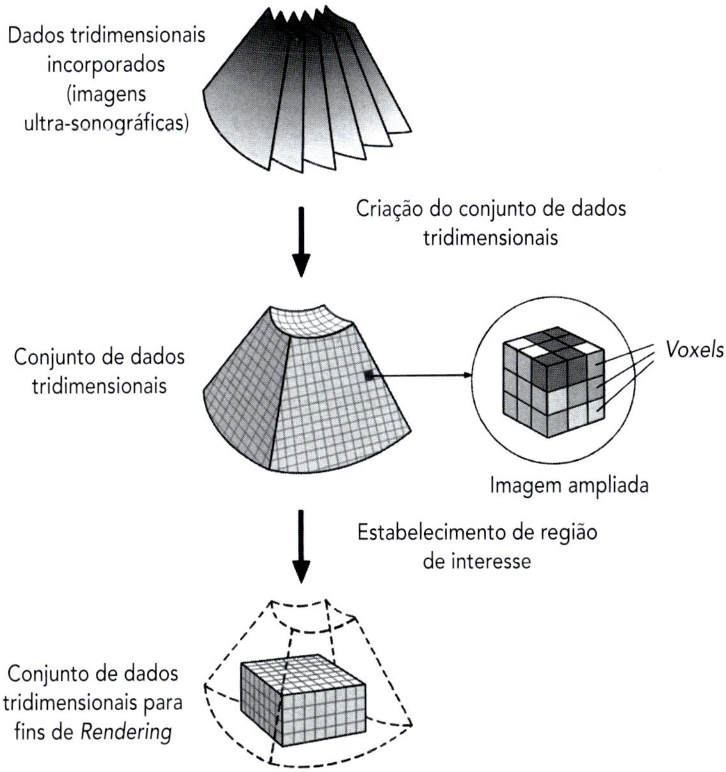

Figura 1.3 – Construção do conjunto de dados tridimensionais
O conjunto de dados tridimensionais é construído complementando-se os dados entre os tomogramas contíguos. Pode-se considerar o conjunto de dados tridimensionais obtido como sendo a reunião de cubos chamados de *voxels*, dotados de valor do brilho. Para a reconstrução de imagens tridimensionais, é comum se estabelecer a ROI (região de interesse), separando e utilizando apenas a parte necessária.

Reconstrução de Plano Arbitrário

A reconstrução de plano arbitrário é método para exibir imagem do plano arbitrário do conjunto de dados tridimensionais (Fig. 1.4). Em geral, usa-se a exibição em 3 planos ortogonais (Fig. 1.5), que mostra simultaneamente 3 planos que se cruzam perpendicularmente.

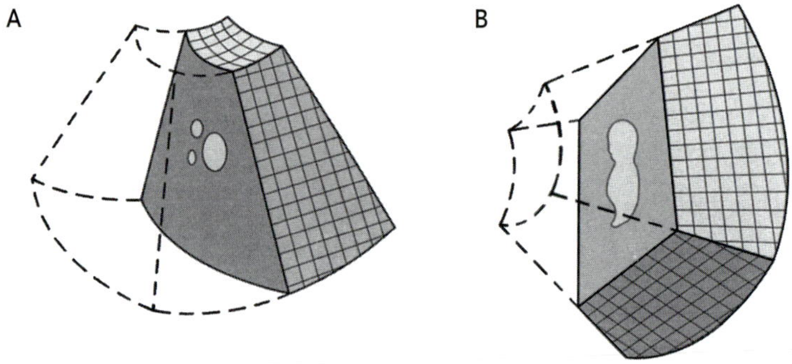

Figura 1.4 – Reconstrução de plano arbitrário
Por meio de rotação e movimentação do conjunto de dados tridimensionais, é possível exibir um plano arbitrário como imagem tomográfica. **A)** Imagem que se aproxima da imagem tomográfica utilizada na incorporação dos dados tridimensionais. **B)** Com a rotação do conjunto de dados tridimensionais é possível, por exemplo, exibir a imagem de um plano paralelo à parede abdominal materna.

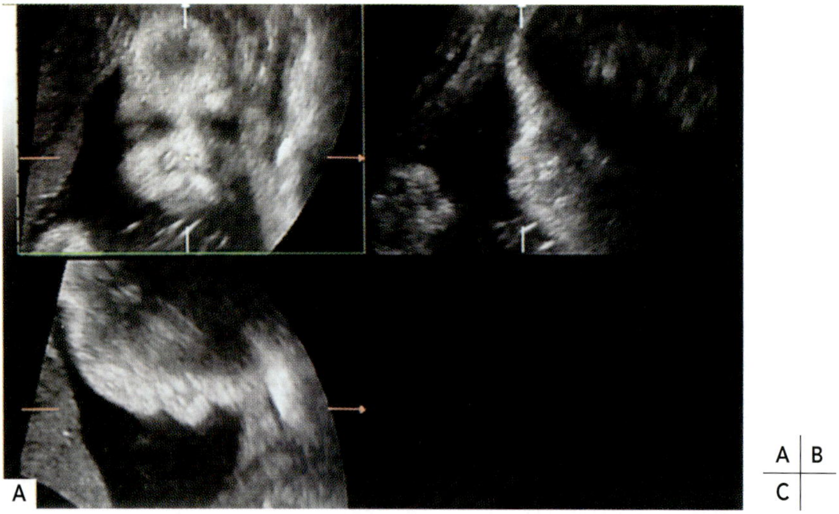

Figura 1.5 – Exemplo de reconstrução de plano arbitrário (exibição em 3 planos ortogonais)
A) Exibição em 3 planos ortogonais da face do feto. Passaremos a chamar a imagem esquerda superior de A, a imagem direita superior de B e a imagem esquerda inferior de C. A imagem A é do plano frontal, B é do plano sagital, C é do plano transversal e os 3 planos se cruzam perpendicularmente.

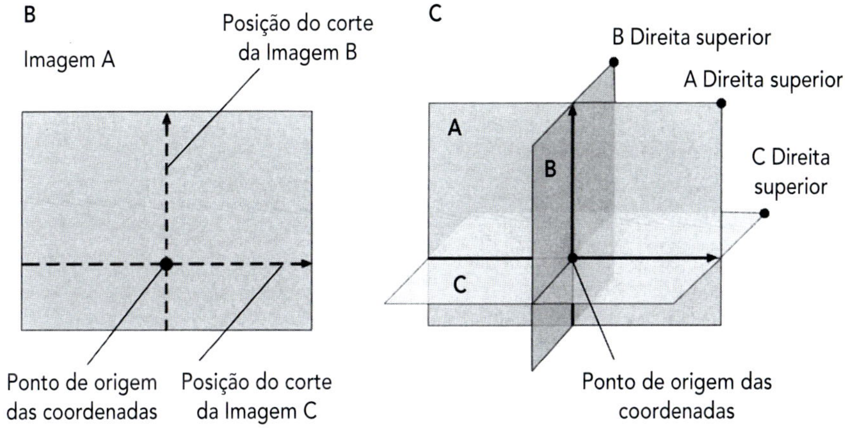

Figura 1.5 – *(Cont.)* Exemplo de reconstrução de plano arbitrário (exibição em 3 planos ortogonais)
B) A imagem A mostra duas flechas que indicam, respectivamente, a posição de corte das imagens B e C.
C) Esta figura indica a relação entre os planos das imagens A, B e C. [A (B, C) Direita superior] indica a parte direita superior de cada imagem.

Há também o recurso que mostra a posição do plano da imagem dentro do conjunto de dados tridimensionais (Fig. 1.6) e o que corta em 3 planos o conjunto de dados e exibe cada um (Fig. 1.7).

Surface Rendering

É método para reconstruir imagem tridimensional da superfície. O alvo é isolado dentro do bloco de acordo com o valor do brilho, sendo substituído pelo conjunto de dados tridimensionais geométricos (por exemplo, considerar que a superfície do alvo é constituída pela reunião de numerosos triângulos minúsculos e substituir a superfície pelos dados desses triângulos). O método consiste em exibir, tridimensionalmente, a superfície do alvo usando esse conjunto de dados tridimensionais geométricos (Fig. 1.8). O método permite criar belas imagens tridimensionais quando é possível discriminar, com nitidez, a intensidade dos sinais (valor do brilho) nos diversos tecidos, como em tomografia computadorizada e imagem por ressonância magnética. Entretanto, como na imagem de ultra-sonografia os limites de cada

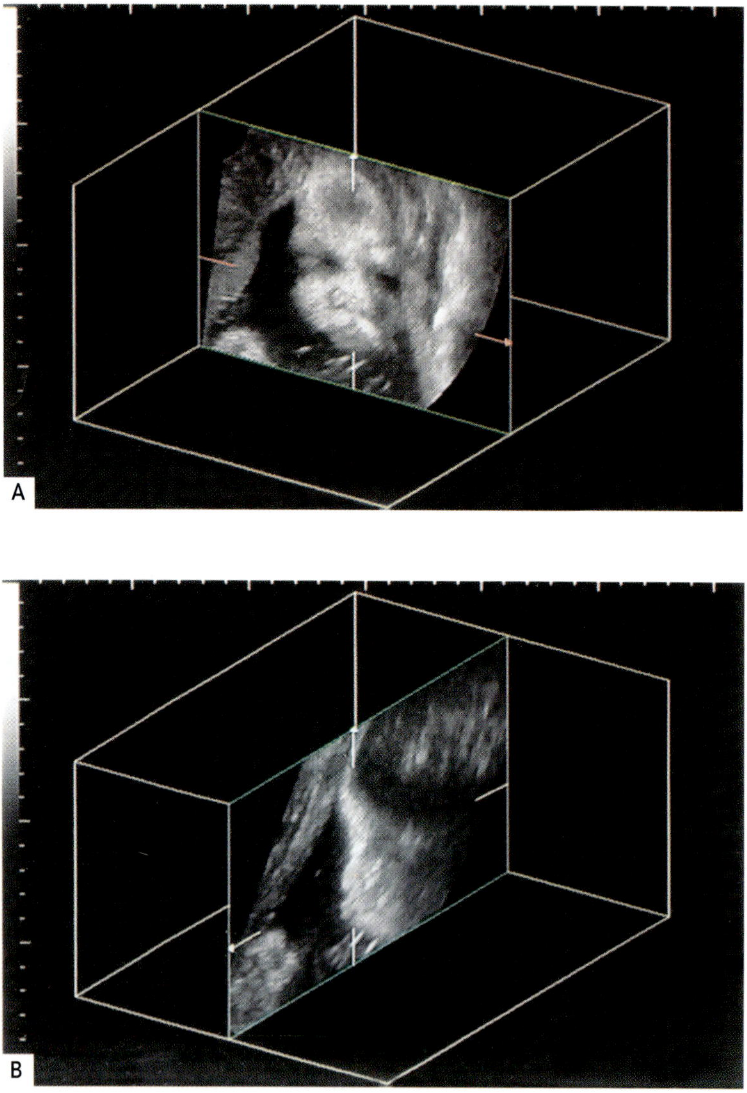

Figura 1.6 – Exemplo de exibição da reconstrução de plano arbitrário
Recurso para exibir a imagem na posição correspondente ao plano de corte dentro do conjunto de dados tridimensionais. As imagens sonográficas exibidas em A, B e C são, respectivamente, as imagens A, B e C da Fig. 1.5.

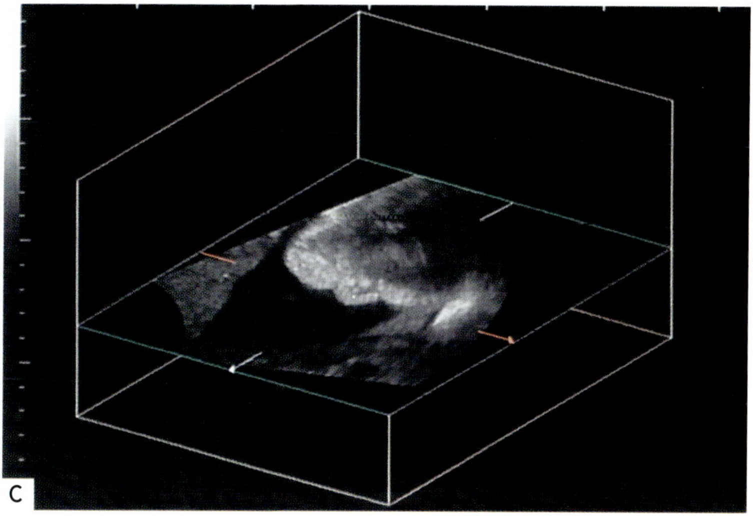

Figura 1.6 – *(Cont.)* Exemplo de exibição da reconstrução de plano arbitrário

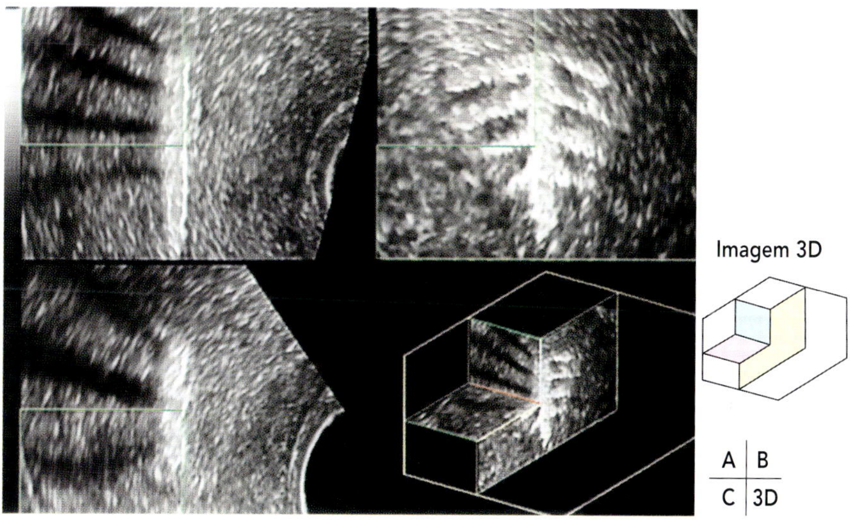

Figura 1.7 – Exemplo de exibição da reconstrução de planos opcionais
DIU dentro do útero. Usando a porção cercada por traço verde das imagens A, B e C, é possível exibir a imagem como se parte do conjunto de dados tridimensionais fosse cortada em bloco, como a imagem direita inferior (chamada de imagem 3D).

- Verificam-se os valores do brilho no sentido da profundidade e despreza-se *voxel* com pequeno valor do brilho; constrói-se imagem tridimensional com valores do brilho de *voxel* que ultrapassam determinado valor (valor limiar).
  Se for estabelecido o valor limiar entre o valor do brilho da superfície do feto e o valor do brilho do líquido amniótico, pode-se obter imagem tridimensional da superfície do feto. Neste livro, será descrito como modo Superfície.

- Verificam-se os valores do brilho no sentido da profundidade e despreza-se *voxel* com pequenos valores do brilho; constrói-se imagem tridimensional com luminosidade (claro na superfície e escuro na profundidade).
  Como no modo Superfície, estabelecendo-se o valor limiar entre o valor do brilho da superfície do feto e o valor do brilho do líquido amniótico, obtém-se a imagem tridimensional da superfície do feto. Neste livro, será descrito como modo *Light*.

Como é possível obter imagem tridimensional da superfície do alvo tanto pelo modo Superfície como pelo modo *Light*, quando não houver citação específica, neste livro, subentender-se-á reconstrução de superfície. As imagens tridimensionais por meio desses cinco modos podem ser exibidas isoladamente, mas em geral costumam ser exibidas com combinação de dois modos. A mais utilizada é a combinação dos modos Superfície e *Light* (Fig. 1.10). Pela combinação em proporções adequadas (a proporção é determinada por tentativas, observando-se a imagem), pode-se obter imagem mais natural ou imagem que mostra com clareza o estado real.

Criando-se múltiplas imagens tridimensionais pela rotação do conjunto de dados tridimensionais e exibindo-se sucessivamente essas imagens, pelo princípio da animação, elas serão vistas como se estivessem em rotação. Como as partes proximais movimentam-se rapidamente e, as distais, mais lentamente ou em sentido inverso, o olho humano identificará a imagem tridimensionalmente. Especialmente em imagens imóveis nos modos de Raios X, MAX e MIN, muitas vezes não há visão tridimensional, que pode ser obtida quando as imagens são exibidas em rotação.

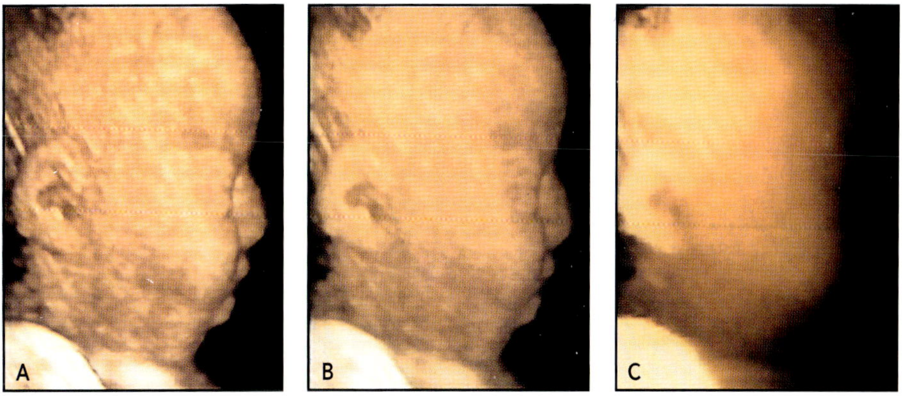

Figura 1.10 – Exemplo 1 de *Volume rendering* (reconstrução de superfície)
A) Perfil do feto no modo Superfície. Devido à interferência do líquido amniótico, a superfície está anormalmente grosseira.
B) Imagem construída pela combinação dos modos Superfície e *Light*. A superfície apresenta-se com maior naturalidade.
C) Imagem pelo modo *Light*. A porção proximal está clara e a porção distal está escura, e a imagem é algo artificial como uma estátua de pedra.

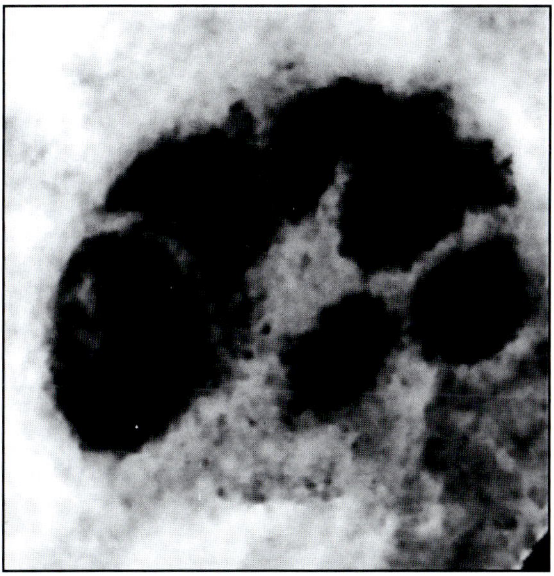

Figura 1.11 – Exemplo 2 de *Volume rendering* (modo MIN)
Imagem tridimensional pelo modo MIN do ovário durante o uso de estimulantes da ovulação. Evidenciam-se numerosos folículos ovarianos em preto no interior do ovário. Pelo método ultra-sonográfico convencional não é possível exibir numerosos folículos ovarianos em única imagem.

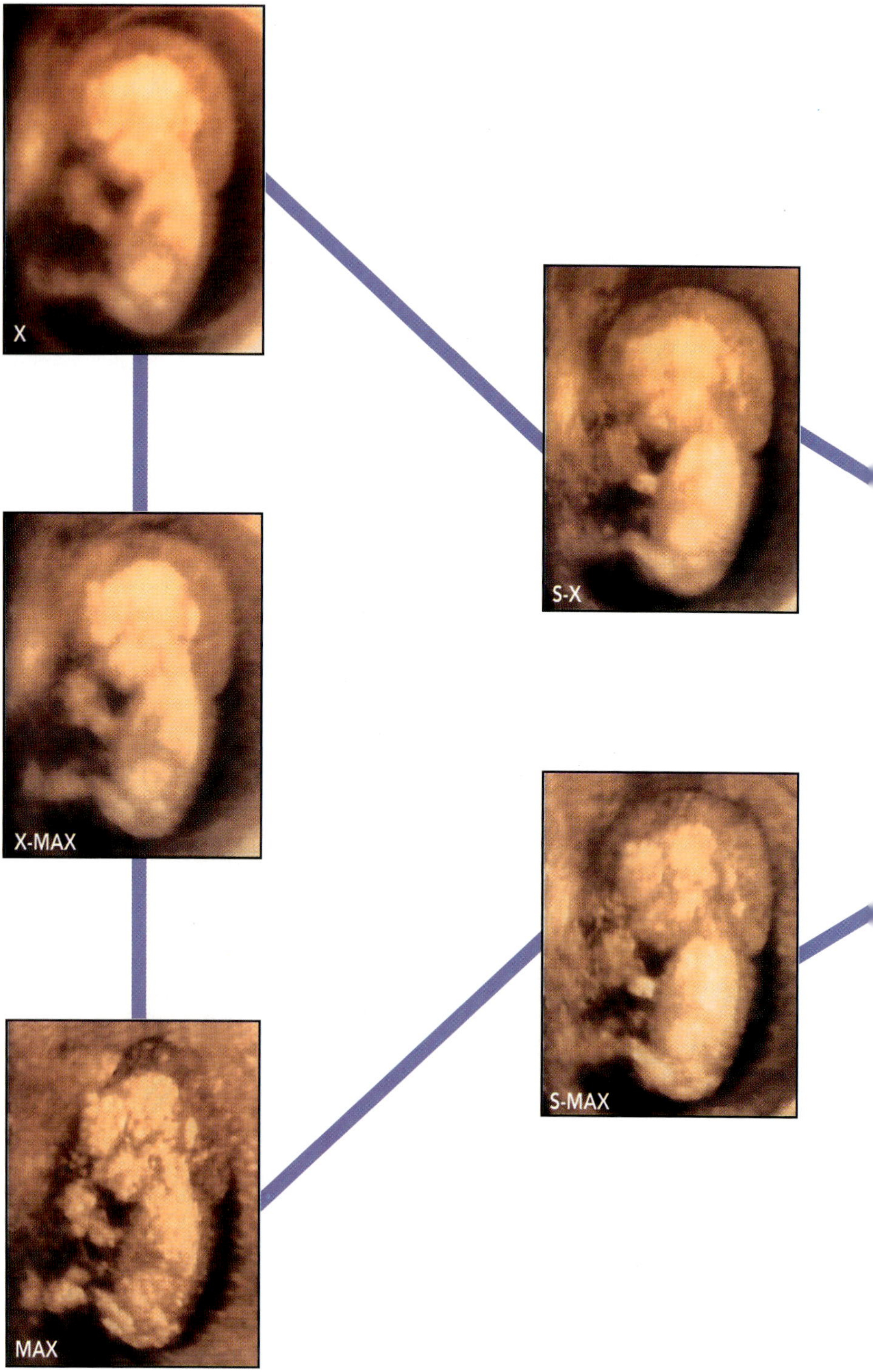
X
S-X
X-MAX
S-MAX
MAX

Figura 1.12 – Exemplo 3 de *Volume rendering*
Higroma cístico na 13ª semana da gestação. Dependendo do modo, podem ser obtidas imagens tridimensionais múltiplas nas quais são exibidos somente a superfície ou, simultaneamente, o interior. O modo e a combinação devem ser selecionados considerando o que se pretende observar ou qual a exibição mais compreensível.
X) Modo Raios X
X-MAX) Combinação de modos Raios X e MAX
MAX) Modo MAX
S-X) Combinação de modos Superfície e Raios X
S-MAX) Combinação de modos Superfície e MAX
S) Modo Superfície
S-L) Combinação de modos Superfície e *Light*
L) Modo *Light*

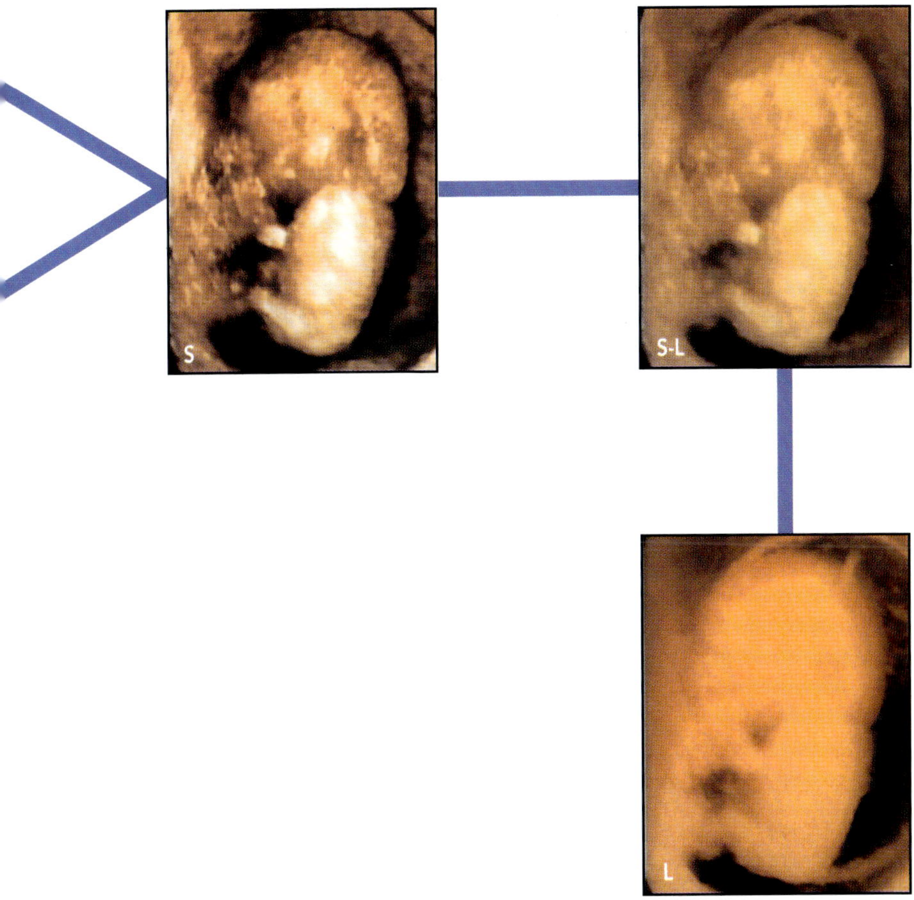

CAPÍTULO 2

Operação Básica do Equipamento de Ultra-sonografia Tridimensional

EXIBIÇÃO EM 3 PLANOS ORTOGONAIS

Varredura Tridimensional (*Volume Scan*)

Se o modo tridimensional não estiver acionado, a sonda de ultra-sonografia tridimensional poderá ser usada como sonda normal do método ultra-sonográfico bidimensional. Com esta imagem faz-se a seleção do local que se pretende observar em terceira dimensão, isto é, o alvo cujos dados tridimensionais serão incorporados.

- Tocar na função [VOL MODE] (Fig. 2.3) do painel de toque.

Tocando-se na função [VOL MODE] ocorre a mudança para o modo de varredura tridimensional e o painel de toque passa a ser como mostra a Fig. 2.4 e surge sobre a imagem bidimensional uma moldura que indica a área que será incorporada como dado tridimensional (Fig. 2.5).

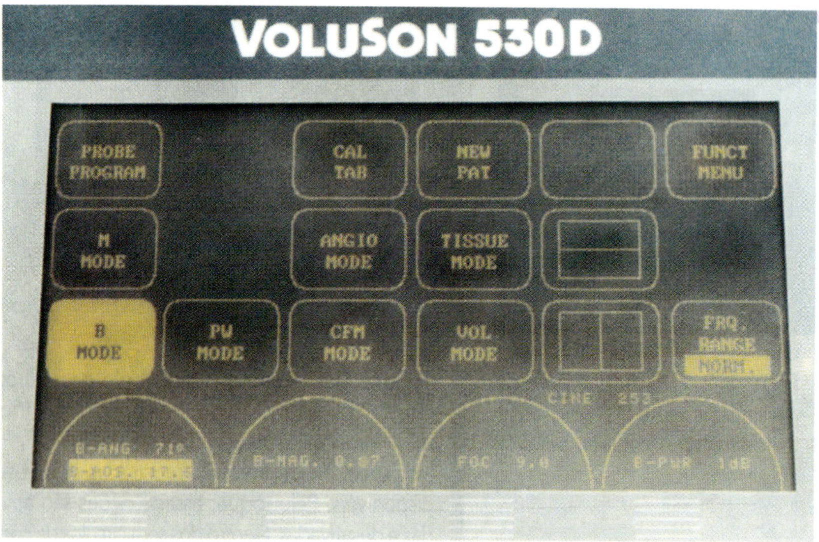

Figura 2.3 – Painel de toque usado no método ultra-sonográfico convencional Pelo toque na função [VOL MODE] do centro, ocorre a mudança para o modo de varredura tridimensional e as indicações do painel de toque passam a ser como está reproduzido na Fig. 2.4.

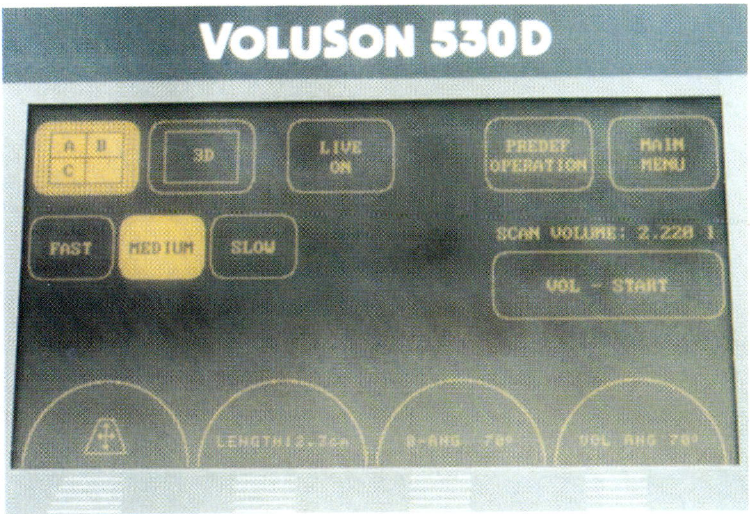

Figura 2.4 – Painel de toque após a mudança para o modo de varredura tridimensional
Os quatro semicírculos da parte inferior indicam, respectivamente, a partir da esquerda, as funções do *track-ball* e dos 3 botões pequenos. Nesta imagem, o *track-ball* movimenta VOL-BOX nos sentidos vertical e lateral e os 3 botões pequenos movimentam, a partir da esquerda, a profundidade do VOL-BOX, a largura e os limites do movimento da sonda convexa na varredura tridimensional. Um toque no [VOL-START] dá início à varredura tridimensional.

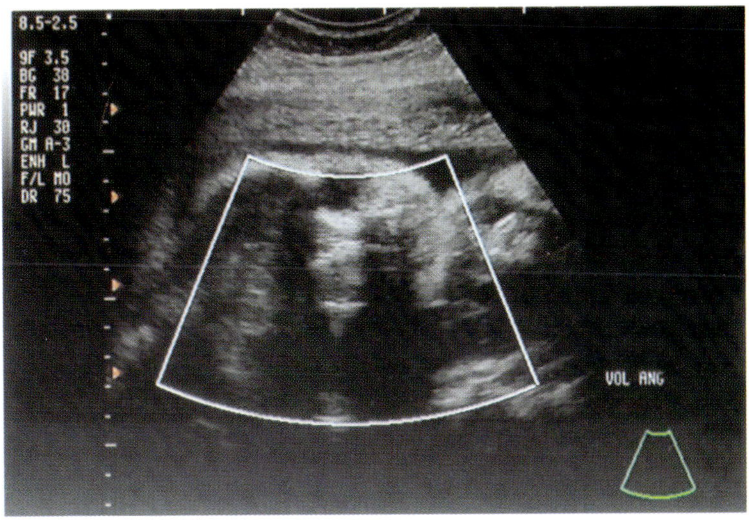

Figura 2.5 – Imagem do monitor após mudança para o modo de varredura tridimensional
Sobre a imagem aparece a moldura branca (VOL-BOX). Na varredura tridimensional, apenas os dados contidos no VOL-BOX são incorporados ao equipamento.

Esta área cercada pela moldura geralmente é chamada de região de interesse (ROI) mas, para diferençá-la de ROI de reconstrução de imagem tridimensional, neste livro a chamaremos de VOL-BOX.

- Exibir a imagem representativa (normalmente a imagem em que o alvo aparece maior).
- Movimentar o *track-ball* e os botões pequenos (botões que correspondem a [LENGTH] e [B-ANG]) para ajustar a posição do VOL-BOX, a profundidade e a largura, para que o alvo se enquadre dentro do VOL-BOX (Fig. 2.6).

DICAS

Tamanho de ROI

Se [LENGTH], [B-ANG] e [VOL ANG] forem ajustados no máximo, as extremidades do alvo podem não ser suprimidas. Porém, quando ROI é muito grande, o tempo de processamento será longo e durante o arquivamento dos dados haverá desperdício de memória correspondente aos dados desnecessários da periferia do alvo. Convém ajustar o tamanho de ROI para que esta seja suficiente para conter o alvo.

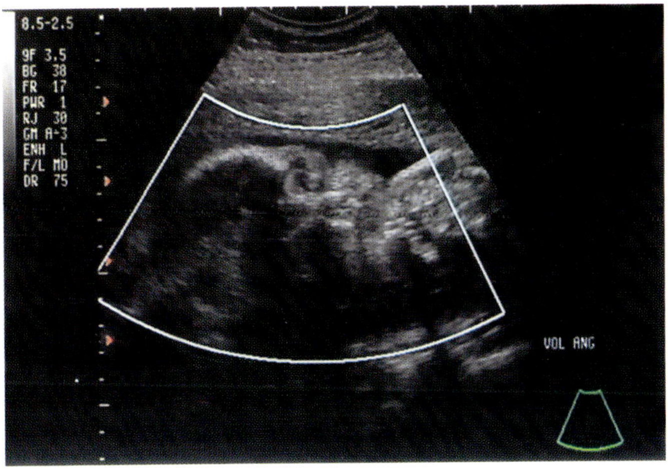

Figura 2.6 – Imagem do monitor antes da varredura tridimensional
Com o manuseio do *track-ball* e dos botões [LENGTH] e [B-ANG], a posição da moldura branca (VOL-BOX) e sua profundidade e largura são ajustadas para que o alvo (face) caiba dentro do VOL-BOX. A moldura verde no canto direito inferior mostra a amplitude (VOL ANG) da imagem no sentido da varredura tridimensional (ver Fig. 2.8).

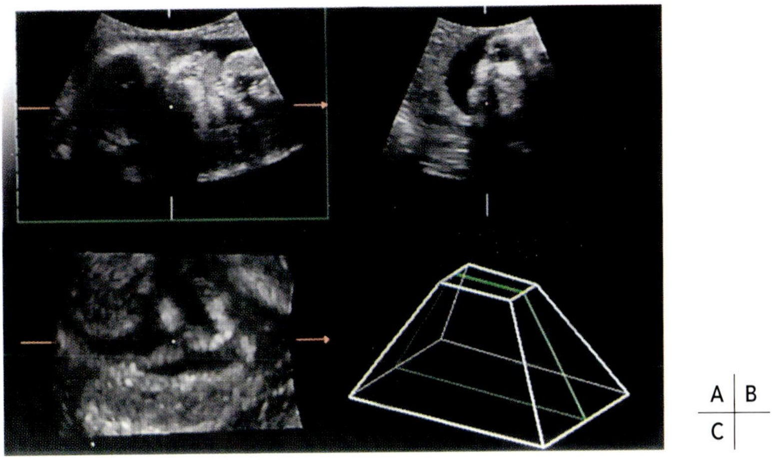

Figura 2.7 – Exibição em 3 planos ortogonais imediatamente após a varredura tridimensional
A imagem esquerda superior que aparece no equipamento é denominada A, a direita superior B e, a esquerda inferior, C. A figura direita inferior mostra esquematicamente a forma do conjunto de dados tridimensionais e a linha verde indica a posição da imagem ativa (imagem cercada pelo quadrado verde: nesta figura é a A). A imagem exibida imediatamente após a varredura tridimensional é a que mais se aproxima da imagem ultra-sonográfica original. Em relação às imagens B e C, ver Figs. 1.5 e 2.8.

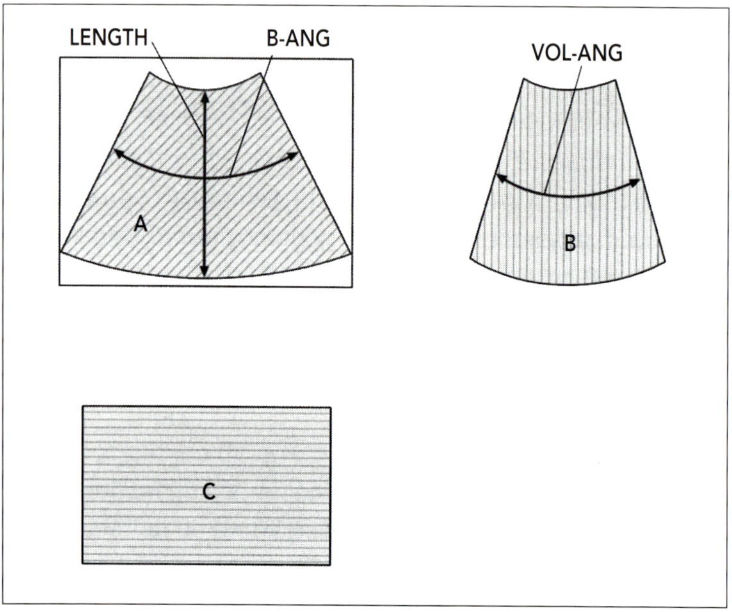

B

Figura 2.8 – *(Cont.)* Exibição em 3 planos ortogonais e varredura tridimensional **B)** Exibição em 3 planos ortogonais imediatamente após a varredura tridimensional. A corresponde à imagem dentro do VOL-BOX da Fig. 2.6. B, à imagem na direção em que se movimentou a sonda convexa no interior da sonda tridimensional (direção do VOL ANG), e C é a imagem paralela à superfície da sonda (paralela à parede abdominal se a sonda estiver em posição perpendicular em relação à parede abdominal). Entretanto, quando se faz a rotação do conjunto de dados tridimensionais com o movimento dos botões pequenos, estas relações de posição deixam de existir.

DICAS

Relação entre as posições da sonda e a imagem em exibição

Se houver dificuldade para identificar a orientação da sonda em relação à orientação da imagem, basta passar a geléia de ultra-sonografia em apenas um dos quatro quadrantes da sonda, como na Fig. 2.9A e fazer a varredura tridimensional no ar. A parte com geléia aparece nitidamente em branco, como ilustra a Fig. 2.9B, possibilitando a identificação da correspondência entre o local do transdutor e o local da imagem.

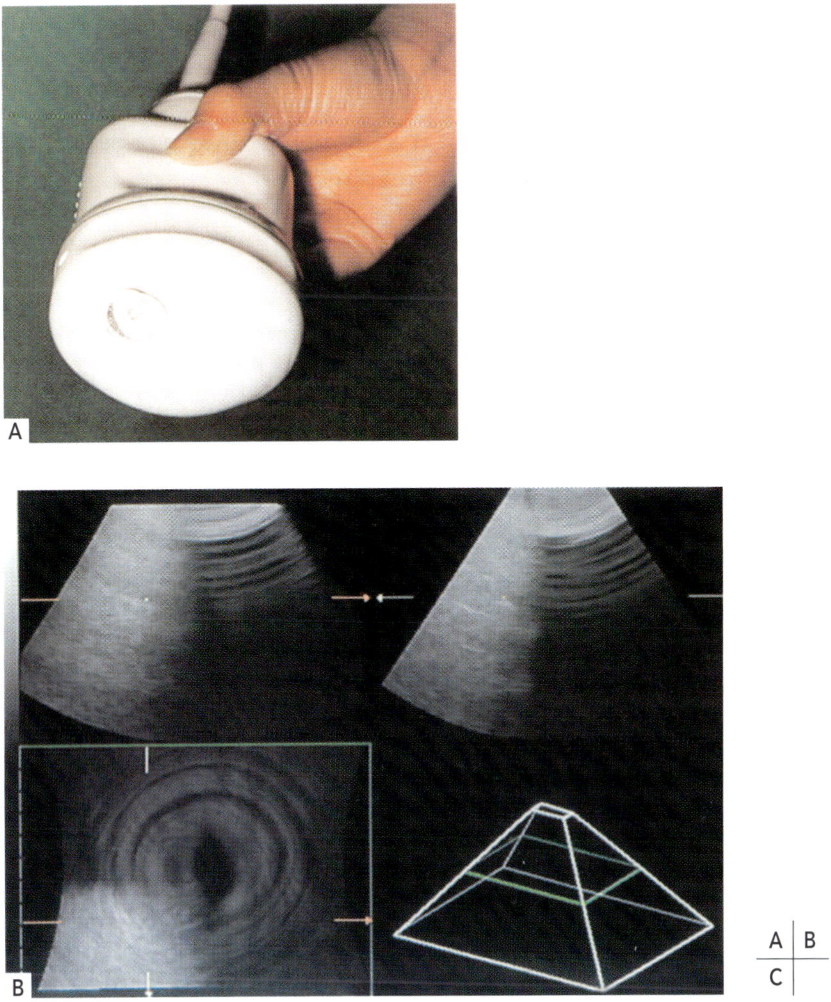

Figura 2.9 – Relação entre as posições da sonda e a exibição em 3 planos ortogonais **A)** Colocando-se a geléia de ultra-sonografia em um dos quatro quadrantes da superfície da sonda e fazendo-se a varredura tridimensional, sem encostar a sonda, obtém-se a exibição em 3 planos ortogonais como em **B**. A parte que aparece nitidamente em branco corresponde à posição da geléia na sonda. Reconhece-se facilmente que a parte com geléia corresponde à esquerda na imagem A, à esquerda também na imagem B e à esquerda inferior na imagem C.

Movimentação Paralela e Rotação da Imagem na Exibição em 3 Planos Ortogonais

Imediatamente após a varredura tridimensional, o painel de toque encontra-se como mostra a Fig. 2.10. Na exibição em 3 planos ortogonais, entre as três imagens A, B e C, apenas uma está contida na moldura verde (Fig. 2.7). A imagem emoldurada é chamada de Imagem Ativa e seu plano pode ser deslocado em paralelo no sentido ântero-posterior com o botão maior (Fig. 2.11), pode ser feita a rotação (Figs. 2.12 e 2.13) com os 3 botões menores (correspondentes, respectivamente, a X, Y e Z: Fig. 2.10) e, com o *track-ball*, pode-se movimentar nos sentidos vertical e lateral a posição do ponto de origem das coordenadas. Pelo toque nas letras [A], [B] ou [C] do painel de toque (Fig. 2.10), pode-se selecionar a imagem que será ativa. Com o uso dessas funções, qualquer plano pode ser exibido.

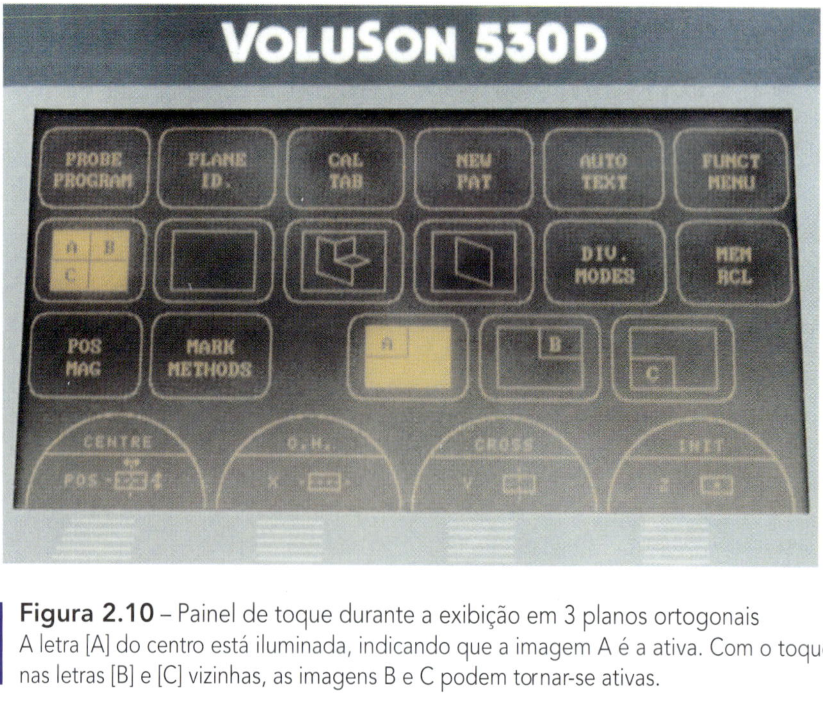

Figura 2.10 – Painel de toque durante a exibição em 3 planos ortogonais
A letra [A] do centro está iluminada, indicando que a imagem A é a ativa. Com o toque nas letras [B] e [C] vizinhas, as imagens B e C podem tornar-se ativas.

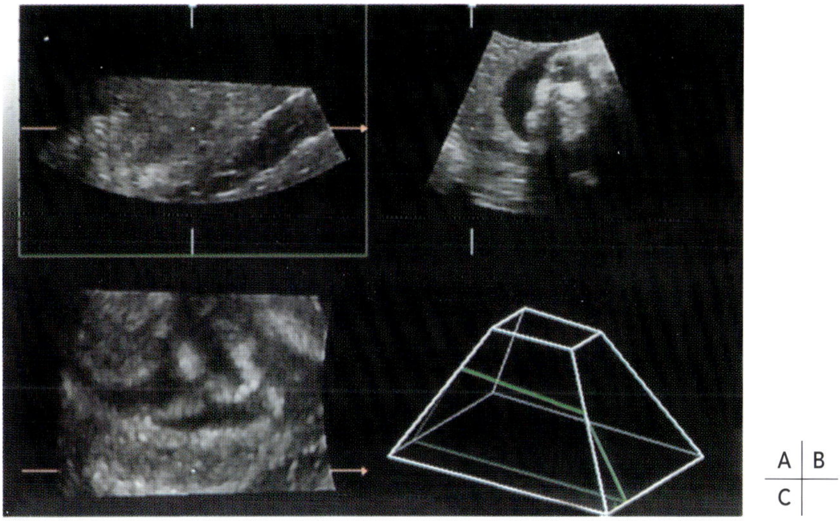

Figura 2.11 – Deslocamento paralelo em relação à imagem ativa
Exibição em 3 planos ortogonais após deslocamento paralelo da imagem A da Fig. 2.7. A imagem ativa (nesta figura é a imagem A) cercada de moldura verde pode ser deslocada paralelamente no sentido ântero-posterior. Em comparação à Fig. 2.7, apenas a imagem A mudou e, nas imagens B e C, houve mudança da posição das flechas que indicam a posição dos planos da imagem A, mas não houve mudança da imagem em si.

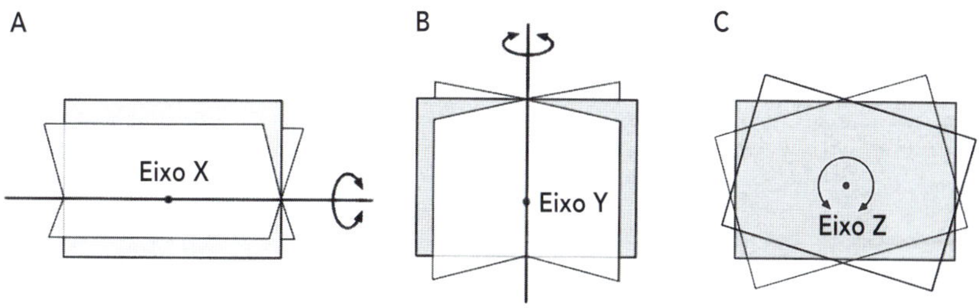

Figura 2.12 – Rotação em relação à imagem ativa
A imagem ativa pode ser rodada com os 3 botões menores (correspondem, respectivamente, a X, Y e Z). **A)** Girando o botão menor, correspondente a X, ocorre a rotação em torno do eixo transversal. **B)** Girando o botão menor, correspondente a Y, ocorre a rotação em torno do eixo longitudinal. **C)** Girando o botão menor, correspondente a Z, a imagem roda em torno do eixo perpendicular à imagem ativa. A posição do ponto de origem (portanto, a posição dos eixos X e Y também) pode ser mudada girando o *trackball*. Eixos X, Y e Z significam eixo transversal, eixo longitudinal e eixo perpendicular em relação à imagem ativa (ver Fig. 2.13).

DICAS

Deslocamento paralelo e rotação da imagem na exibição em 3 planos ortogonais

Não é difícil saber como a imagem muda quando se gira determinado botão. Basta observar os cinco pontos seguintes.

1. Prestar atenção apenas na imagem ativa (dentre as imagens A, B e C, é a imagem que está cercada pela moldura verde).
2. Escolher algo que possa servir de referência (por exemplo, nariz, no caso da face) e ajustar ali o ponto de origem das coordenadas.
3. Girando o botão maior, somente a imagem ativa movimenta-se no sentido ântero-posterior, mas as duas imagens restantes não mudam.
4. Girando os 3 botões menores (correspondem a [X], [Y] e [Z]), a imagem ativa roda como está ilustrado na Fig. 2.12 e as duas imagens restantes também mudam (Fig. 2.13).
5. Girando o *track-ball*, muda a posição do ponto de origem das coordenadas; portanto, a posição do eixo da rotação e as duas imagens restantes também mudam.

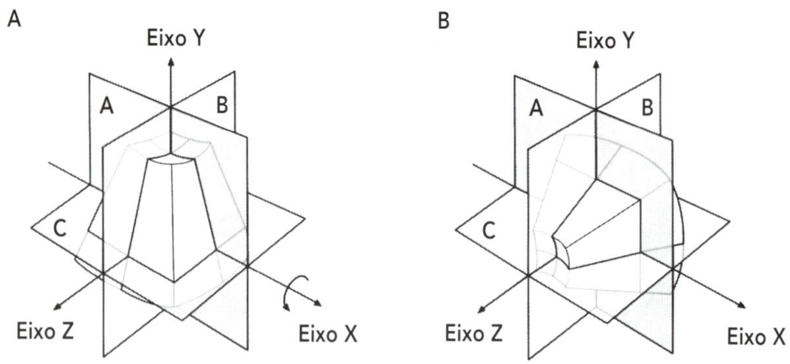

Figura 2.13 – Rotação do conjunto de dados tridimensionais
Rodar a imagem ativa girando os botões menores significa, na verdade, rodar o conjunto de dados tridimensionais. Por exemplo, quando o conjunto de dados tridimensionais se encontrar na posição A, se for realizada a rotação da imagem ativa (nesta figura é a A) em torno do eixo X, ocorre a mudança da direção do conjunto de dados tridimensionais conforme ilustrado em B. Portanto, além da imagem A, há também mudança da imagem C. Mas, a imagem B é a mesma, apenas rodando em torno do ponto de origem das coordenadas. Esta figura mostra os eixos X, Y e Z quando A é a imagem ativa. Mudando B para imagem ativa, o eixo Z desta figura passa a ser o eixo X.

Exemplo Prático de Observação na Exibição em 3 Planos Ortogonais

Mostraremos como proceder na prática, tomando como exemplo a face do feto (Fig. 2.14). O ponto básico é procurar primeiro o nariz, que servirá de referência e localizar ali o ponto de origem das coordenadas, fazendo as rotações sempre em torno do mesmo para escolher o plano desejado. Exemplificaremos uma seqüência de procedimentos, entre muitos outros possíveis, para se chegar à Fig. 2.14H.

- Girar o botão maior para movimentar paralelamente o plano A e procurar o nariz (Fig. 2.14B).
- Com o *track-ball*, ajustar o ponto de origem das coordenadas na região do nariz (Fig. 2.14C).
- Rodar a imagem A em torno do eixo Z e colocar a face na posição vertical (Fig. 2.14D).
- Rodar a imagem A em torno do eixo Y (eixo longitudinal) e exibir o plano próximo ao plano frontal (Fig. 2.14E).
- Rodar mais uma vez a imagem A em torno do eixo Z e colocar a face que está inclinada na posição vertical (Fig. 2.14F).
- Tocar na letra [B] do painel de toque e tornar a imagem B ativa. Girar o botão maior para movimentar paralelamente o plano B e exibir o plano sagital mediano (Fig. 2.14G).
- Tocar na letra [A] do painel de toque e mais uma vez tornar ativa a imagem A. Com o botão maior, movimentar paralelamente o plano A e procurar o plano em que a imagem frontal esteja bem evidenciada (Fig. 2.14H).

DICAS

Em caso de desorientação

Quando se sentir desorientado sobre o quê e como está sendo exibido, após movimentar o conjunto de dados tridimensionais, convém retornar à imagem inicial (a imagem que apareceu imediatamente após a varredura tridimensional) e recomeçar. Tocando-se [INIT] no canto direito inferior do painel de toque (Fig. 2.10), pode-se retornar instantaneamente à imagem inicial.

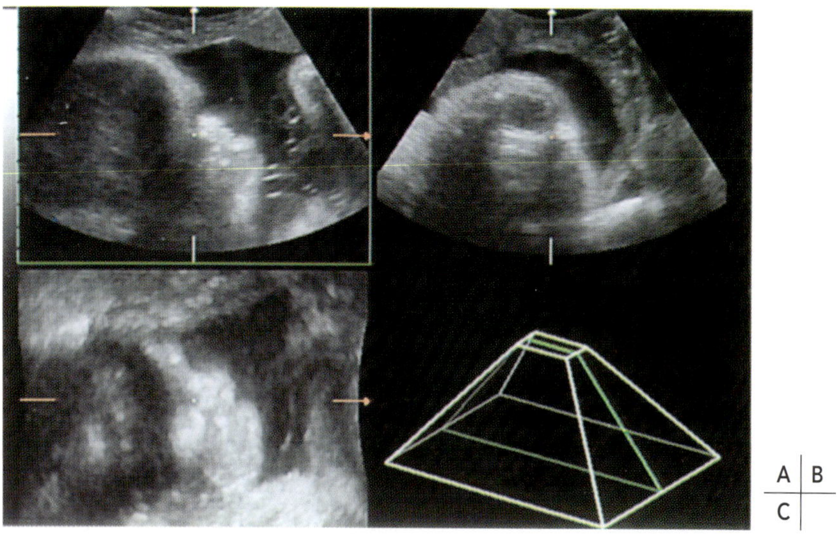

Figura 2.14A – Imediatamente após a varredura tridimensional, a imagem A está ativa (está cercada por moldura verde).

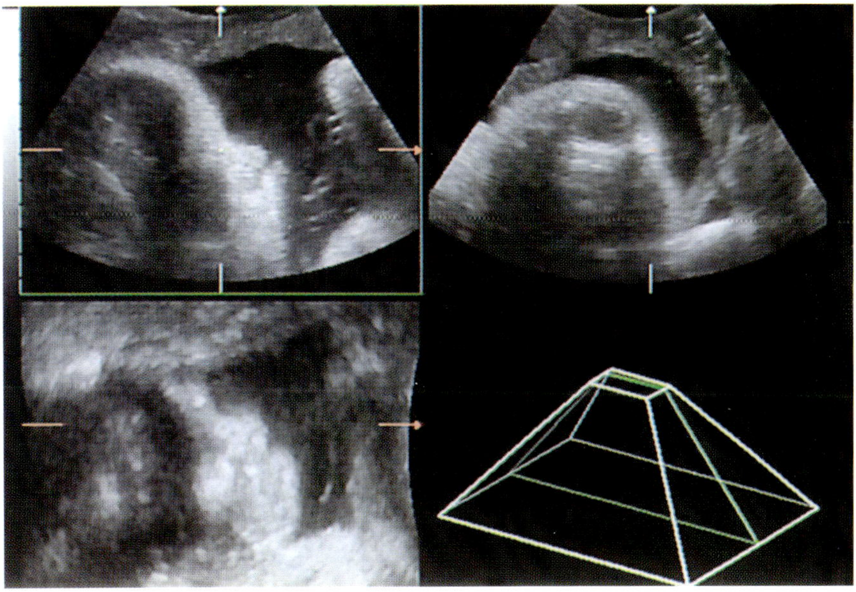

Figura 2.14B – O nariz está delineado na imagem A.

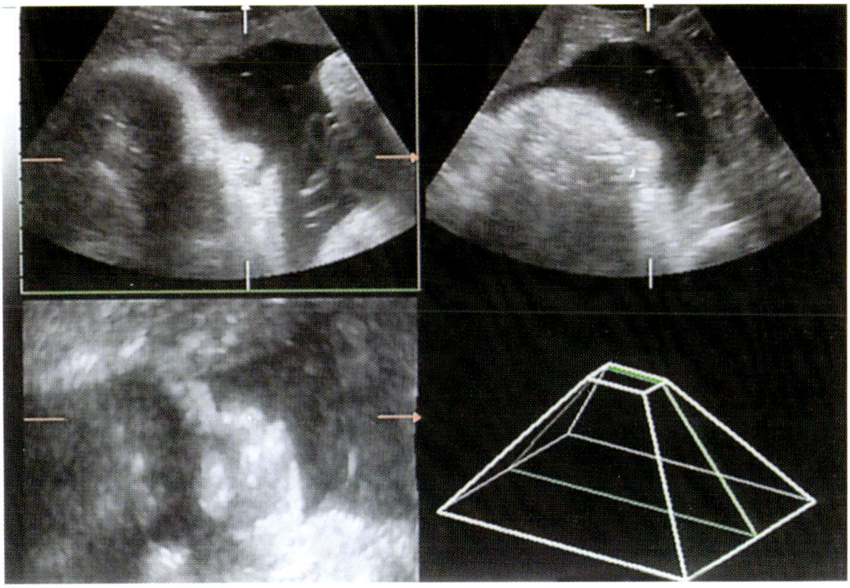

Figura 2.14C – Um pequeno ponto que indica a origem das coordenadas na imagem A está na região do nariz.

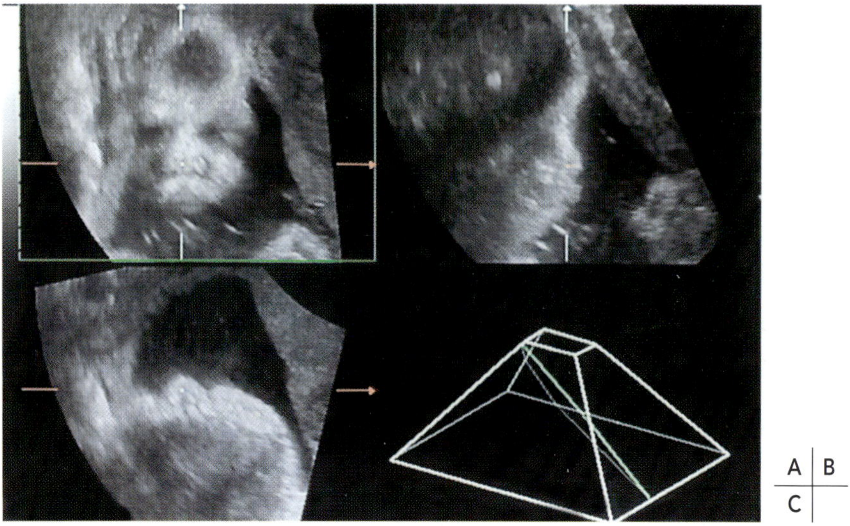

Figura 2.14H – A imagem A corresponde ao plano frontal; a imagem B, ao plano sagital mediano e C, ao plano transversal (na altura do nariz).

RECONSTRUÇÃO DE SUPERFÍCIE

Existem dois métodos na reconstrução da superfície pelo *Volume rendering*:

1. Método para compor imagem tridimensional com projeções sucessivas a partir da exibição em 3 planos ortogonais.
2. Método para compor sucessivas imagens tridimensionais, repetindo-se a varredura tridimensional (chamado de Live 3D™).

No método 1, como a imagem tridimensional é reconstruída com base no conjunto de dados tridimensionais obtido com uma única varredura tridimensional, ela apreende a forma instantânea do alvo. Mas é possível exibi-la mudando a direção da observação, eliminando as partes desnecessárias da periferia e fazer observações minuciosas na imagem tridimensional. Se o conjunto de dados tridimensionais for armazenado, a qualquer momento este pode ser utilizado na reconstrução da imagem tridimensional.

Por outro lado, no método 2, as imagens tridimensionais são exibidas sucessivamente com intervalos inferiores a 1 segundo, sendo possível observar, até certo ponto, as condições do movimento. Entretanto, atualmente só podem ser geradas imagens obtidas na direção da sonda tridimensional, não sendo possível mudar livremente a direção da observação como no método 1. Porém, a mudança do método 2 para a varredura tridimensional do método 1 pode ser feita com facilidade.

Reconstrução de Superfície a Partir da Exibição em 3 Planos Ortogonais

As imagens tridimensionais de reconstrução de superfície do Voluson 530D são como se o alvo das imagens A e B fosse observado de cima e, da imagem C, visto da direção frontal (Fig. 2.15). A imagem tridimensional, contudo, é exibida como se a imagem C fosse rodada 90° no sentido horário. Se houver imagens desnecessárias antepondo-se ao feto, quando for realizada a reconstrução de superfície, ele ficará oculto na sombra destas. Assim, para realizar a reconstrução de superfície, tornam-se necessários os passos seguintes:

1. Rodar o conjunto de dados tridimensionais para ajustar a direção apropriada à observação (nas imagens A e B deve haver muito líquido amniótico sobre a imagem do feto).

2. Estabelecer a região de interesse e eliminar o máximo possível de partes desnecessárias que se antepõem à imagem fetal.

3. Estabelecer o valor limiar para isolar nitidamente o líquido amniótico da parte fetal.

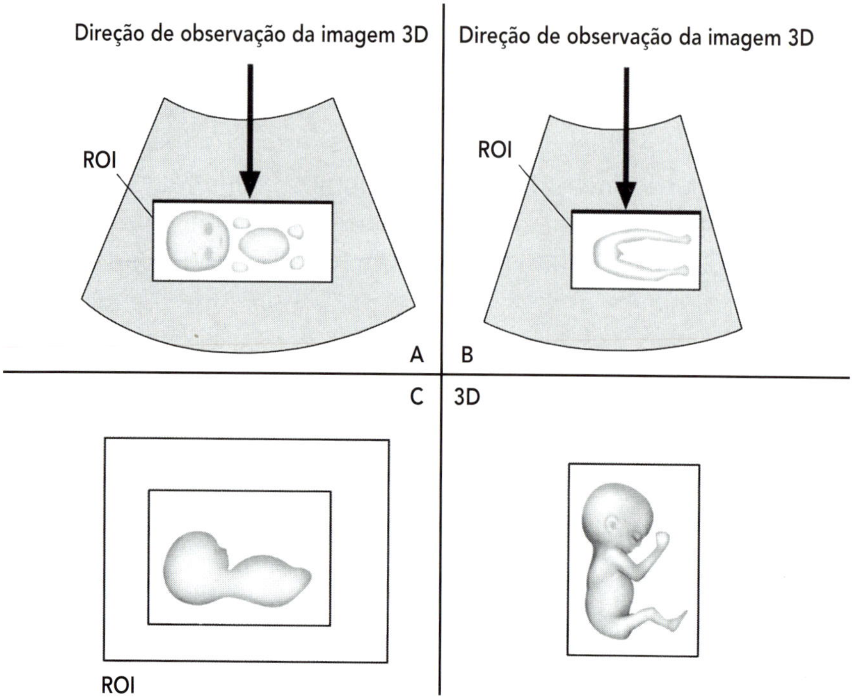

Figura 2.15 – Relação entre a exibição em 3 planos ortogonais e a imagem tridimensional
A imagem tridimensional no canto direito inferior mostra o que está contido na região de interesse (ROI) das imagens A e B quando o alvo é visto de cima e, da imagem C, com o alvo visto frontalmente. Entretanto, a imagem tridimensional tem a direção da imagem C após rotação de 90°. Na reconstrução de superfície, a linha grossa superior da região de interesse das imagens A e B (no Voluson 530D tem cor verde) é colocada entre a imagem fetal e as imagens desnecessárias, como a parede uterina, situadas acima da imagem fetal. Dessa maneira, as imagens desnecessárias são eliminadas e apenas a superfície do feto é delineada nitidamente.

EXEMPLO PRÁTICO DE RECONSTRUÇÃO DE SUPERFÍCIE A PARTIR DA EXIBIÇÃO EM 3 PLANOS ORTOGONAIS

Tomando como exemplo a face do feto, mostraremos como proceder para obter a reconstrução da superfície (Fig. 2.16). O importante é ajustar bem a linha superior da região de interesse (linha verde) no líquido amniótico entre a face e as imagens desnecessárias (parede uterina e outras) localizadas acima da face e estabelecer um valor limiar apropriado.

- Girar o botão menor, que corresponde ao eixo Z e rodar a imagem A, fazendo com que o líquido amniótico se situe sobre a face (Fig. 2.16B).
- Tocar no [DIV. MODES] (Fig. 2.10) do painel de toque e, quando aparecer [3D Rendering], tocá-lo (se desde o início houver a indica-

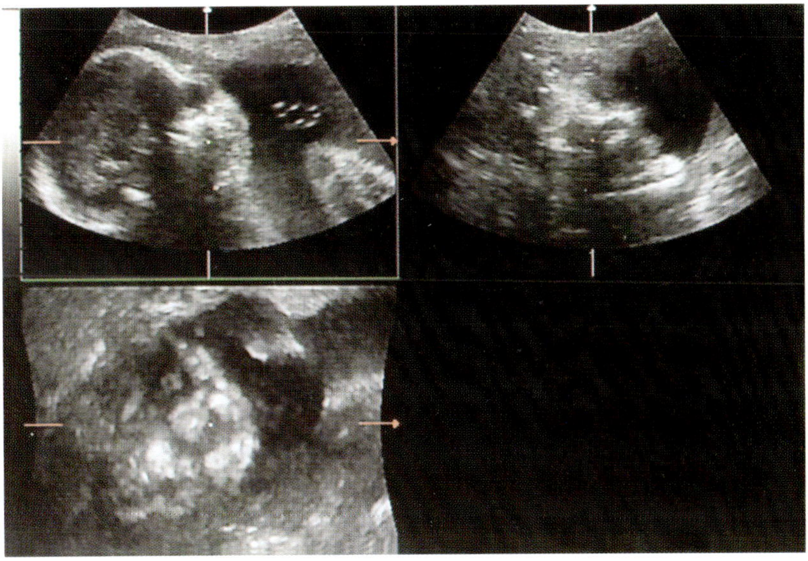

Figura 2.16A – Apresentação de 3 planos ortogonais imediatamente após a varredura tridimensional. A imagem A é a ativa (está cercada pela moldura verde).

ção de [3D RENDERING] no painel de toque, não haverá necessidade de tocar no [DIV. MODES]).

Nas imagens A, B e C aparece um retângulo e na parte direita inferior delineia-se a imagem tridimensional. Entretanto, até que sejam estabelecidos a região de interesse e o valor limiar, a imagem tridimensional não se torna nítida (Fig. 2.16C).

- Com o *track-ball*, ajustar a linha superior da região de interesse (linha verde superior da moldura quadrada) na porção do líquido amniótico entre a face e o útero (Fig. 2.16D).

A cada toque no [ROI-SIZE ROI-POS] do painel de toque (Fig. 2.17), a função do *track-ball* se alterna entre o ajuste do tamanho e o ajuste da posição da região de interesse. Se necessário, proceder da mesma forma na imagem B.

- Tocar no [TH – LOW] no semicírculo da parte inferior do painel de toque (Fig. 2.17) e girar o botão menor para fazer o ajuste do valor limiar observando a imagem tridimensional (Fig. 2.16E).

DICAS

Estabelecimento do valor limiar ([TH-LOW])

O estabelecimento deste valor torna-se muito importante na reconstrução de superfície. O líquido amniótico também possui ecos fracos e estes podem ocultar o feto no momento de exibição da superfície. Estabelecendo-se um valor limiar apropriado e eliminando *voxel* (parte escura) com pequeno valor de brilho, o feto será bem delineado (Fig. 2.19). Ocasionalmente, uma imagem desnecessária do cordão umbilical pode ser eliminada com o estabelecimento do valor limiar adequado.

- Tocar no [3D GAMMA] do painel de toque (Fig. 2.17) para ajustar cor e luminosidade (Figs. 2.18 e 2.16F).
- Tocar no [SURFACE] ou [LIGHT] para ajustar a proporção da combinação, para tornar a imagem tridimensional mais natural (Fig. 2.16G).

- Conforme a necessidade, rodar a imagem A com o botão menor, para ajustar a direção da imagem tridimensional (Fig. 2.16H).
- Tocar no [3D] (Fig. 2.17) para exibir apenas a imagem tridimensional ampliada (Fig. 2.16I).

A direção da imagem tridimensional ampliada pode ser mudada com o botão menor (Fig. 2.16J). As partes desnecessárias em torno do feto podem ser eliminadas com o uso das funções [CUT 3D] e [SELECTIVE VIEW] (Fig. 2.17).

DICAS

Direção da imagem obtida no momento da varredura tridimensional

Como se pode observar nas Figs. 2.15 e 2.16, a parte que se encontra à esquerda na imagem A é exibida superiormente na imagem tridimensional. Assim, se no momento da varredura tridimensional, o lado esquerdo da imagem corresponder à parte que se quer exibir na porção superior da imagem tridimensional (vértice da cabeça), os procedimentos posteriores tornam-se mais simples.

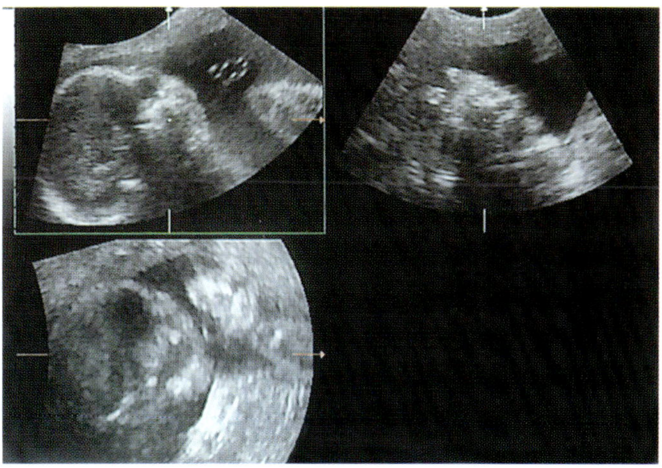

Figura 2.16B – O contorno da face e a parede uterina estão quase horizontais e existe entre eles um espaço com líquido amniótico.

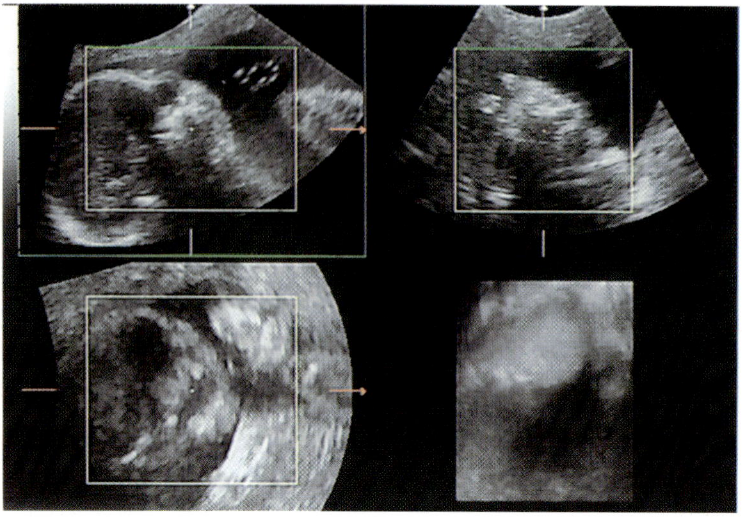

Figura 2.16C – Imagens imediatamente após o toque no [3D RENDERING] do painel de toque. Nas imagens dos 3 planos aparece a moldura retangular que indica a região de interesse. Na parte direita inferior aparece a imagem tridimensional, mas esta não está nítida porque ainda não está concluído o estabelecimento da região de interesse e do valor limiar.

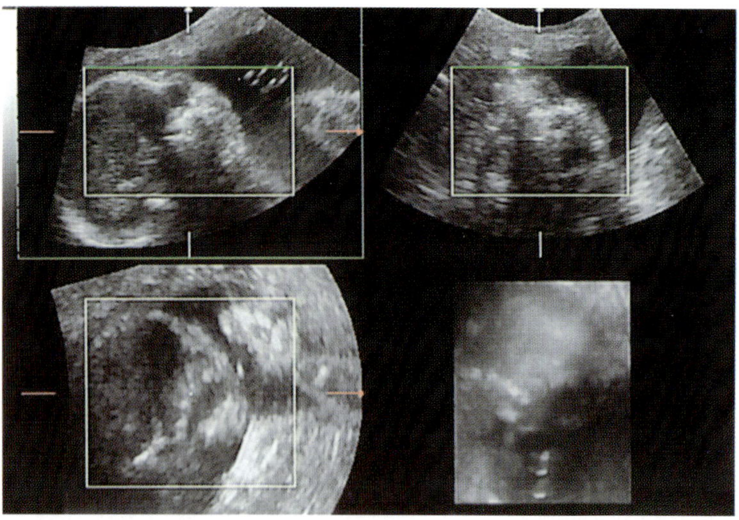

Figura 2.16D – Na imagem A, a linha verde superior da moldura retangular está bem localizada no líquido amniótico, entre a face e o útero. Na imagem B, o lado direito da região de interesse está bem localizado no líquido amniótico.

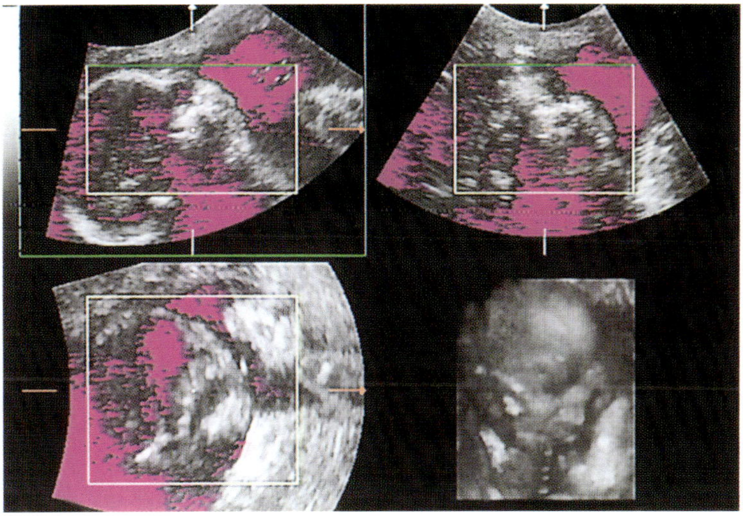

Figura 2.16E – Durante o estabelecimento do valor limiar, as partes mais escuras que o valor limiar e que serão desprezadas ficam coloridas. À medida que o valor limiar se torna adequado, a imagem tridimensional à direita inferior vai tornando-se nítida.

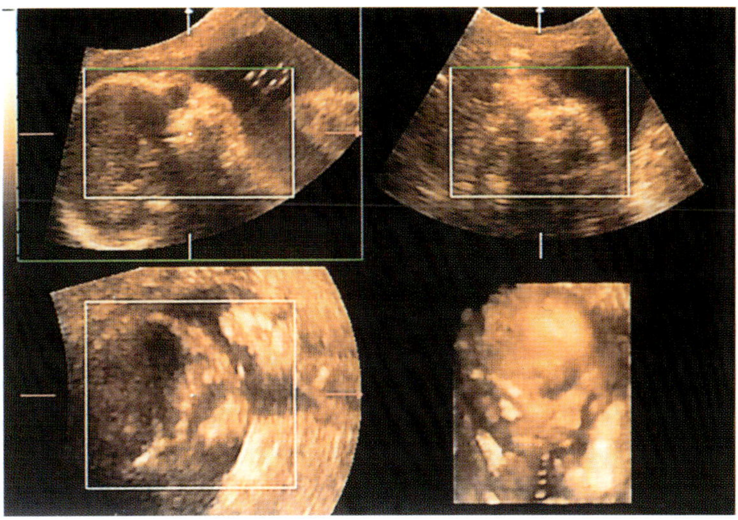

Figura 2.16F – Imagem colorida.

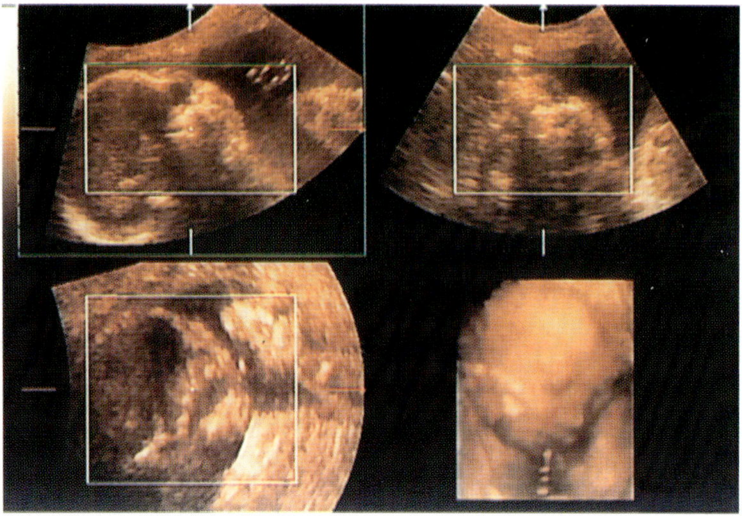

Figura 2.16G – Ajustando-se a proporção da combinação entre os modos Superfície e *Light*, a imagem tridimensional torna-se natural.

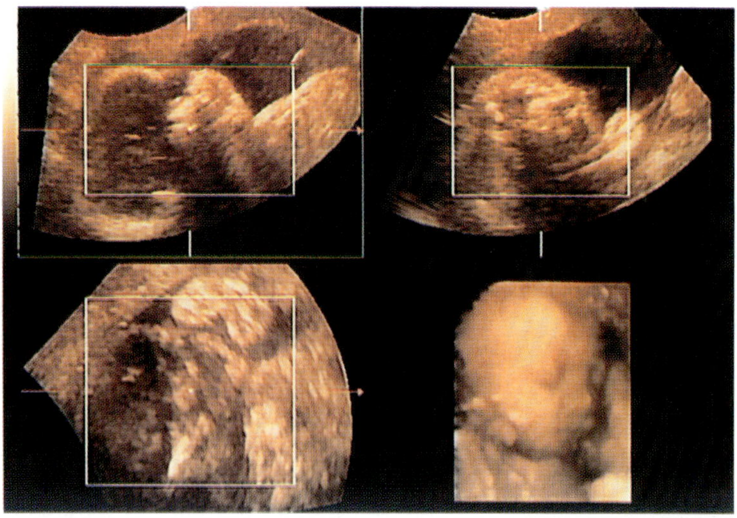

Figura 2.16H – Pela rotação da imagem A com o botão menor, como na exibição em 3 planos ortogonais, é possível mudar a direção da imagem tridimensional.

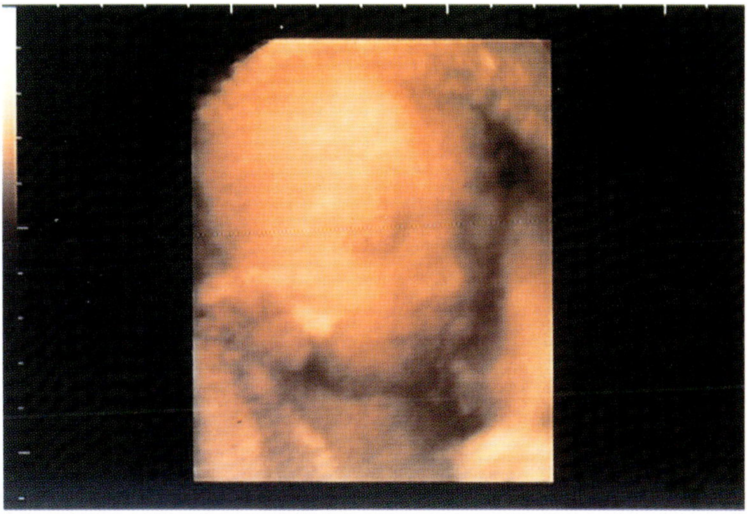

Figura 2.16I – Exibição ampliada apenas da imagem tridimensional. O que aparece junto da bochecha é parte do cordão umbilical.

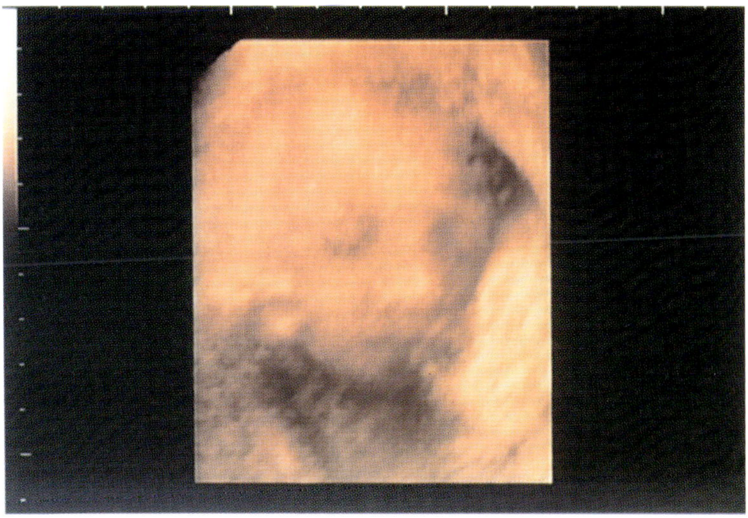

Figura 2.16J – Imagem após mudança da direção da face pela rotação da imagem tridimensional da Fig. 2.16I.

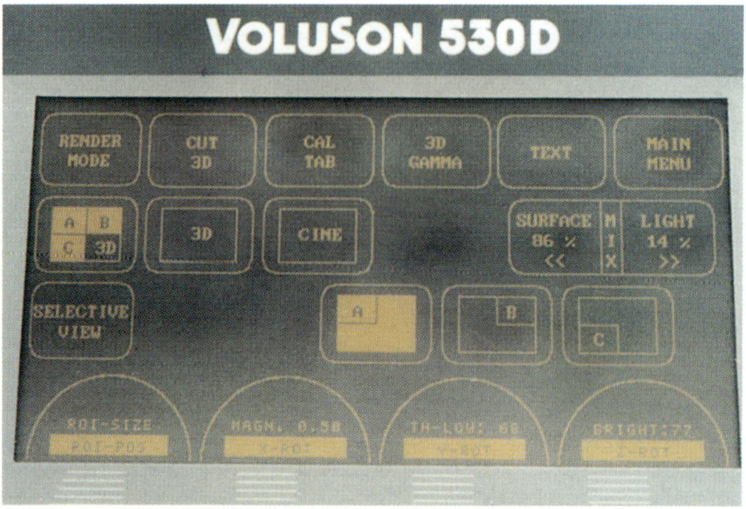

Figura 2.17 – Painel de toque durante a exibição dos 3 planos ortogonais e da imagem tridimensional
Os quatro semicírculos da parte inferior indicam as funções do *track-ball* e dos 3 botões menores. Aparecem duas funções, uma superior e outra inferior, estando na figura ativas as funções inferiores que estão iluminadas. Por toques nesses semicírculos ocorre a mudança das funções superior e inferior, alternadamente e a função ativa é a que está iluminada.

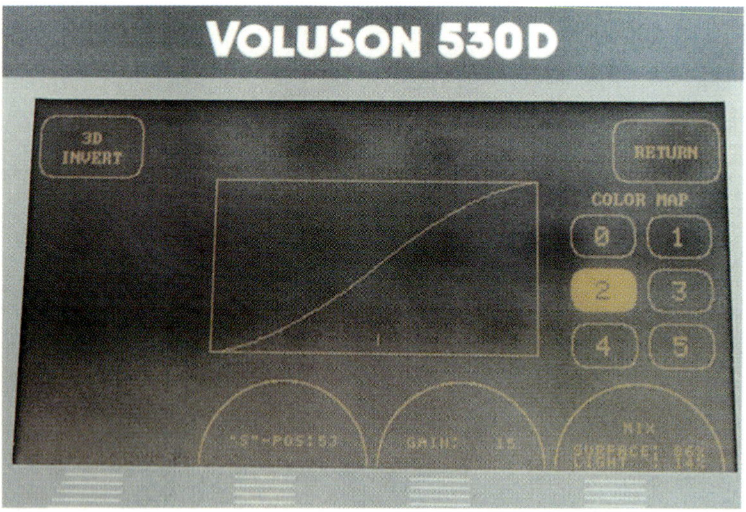

Figura 2.18 – Painel de toque após tocar em [3D GAMMA]
Possibilita a mudança de luminosidade e contraste da imagem tridimensional ou a seleção no COLOR MAP para mudar a cor. Ao tocar em [RETURN] retorna-se ao painel da Fig. 2.17.

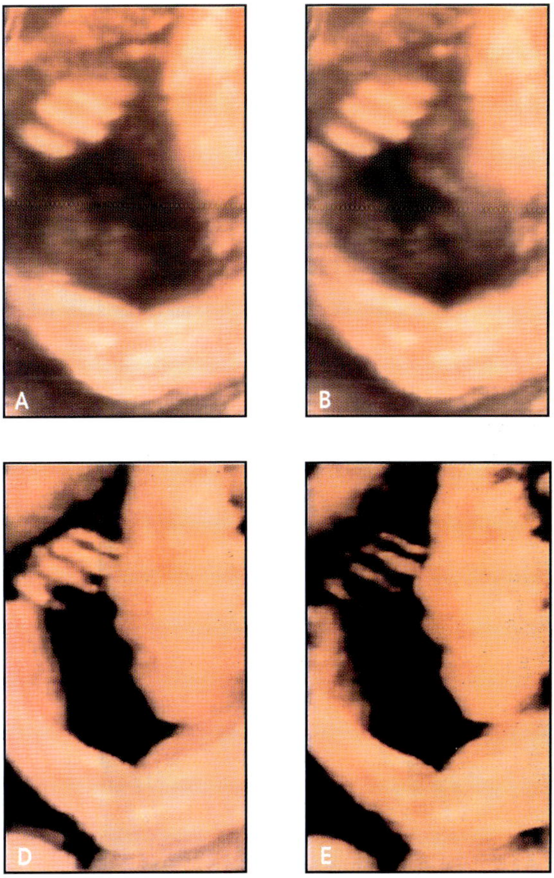

Figura 2.19 – Estabelecimento do valor limiar [TH-LOW] e imagem de reconstrução de superfície

Na reconstrução de superfície, a imagem pode sofrer grandes modificações conforme o valor limiar estabelecido. A) Imagem com valor limiar mais baixo. Devido aos ecos fracos existentes no líquido amniótico, a face no fundo está completamente oculta. O valor limiar é crescente de B a E. C) Imagem com valor limiar adequado. Em E o valor limiar é muito elevado e a imagem do feto, que é fundamental, perdeu a nitidez.

OUTROS TIPOS DE RECONSTRUÇÃO TRIDIMENSIONAL

A imagem tridimensional pelos modos MAX, MIN e Raio X (Figs. 1.11 e 1.12) pode ser obtida por método praticamente igual ao da reconstrução de superfície a partir da exibição em 3 planos ortogonais (Fig. 2.16).

- Ao estabelecer a região de interesse nas imagens A e B, ajustar sua profundidade e a posição de tal forma que somente o alvo fique contido na região de interesse (ver Fig. 2.15).
- No painel de toque para reconstrução da imagem tridimensional (Fig. 2.17), tocar em [RENDER MODE].

  Tocando em [RENDER MODE], o painel de toque muda para o da Fig. 2.23, permitindo selecionar o modo.

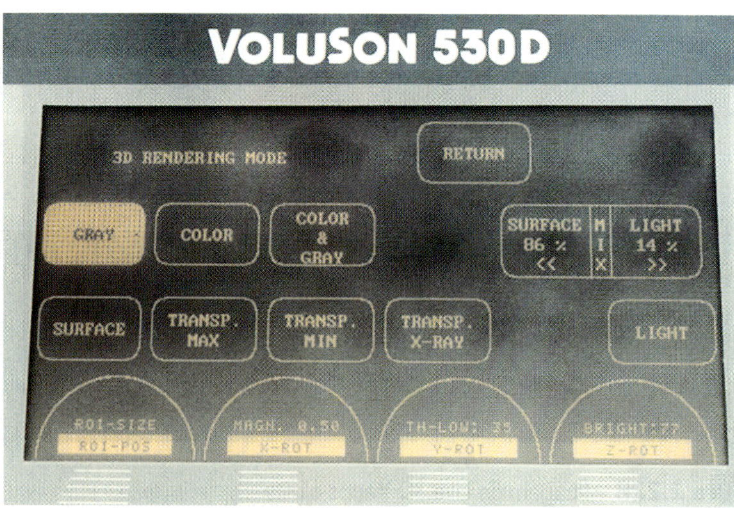

Fig. 2.23 Painel de toque após tocar em [RENDER MODE]
Tocando-se em [TRANSP. MAX] , [TRANSP. MIN] , [TRANSP. X-RAY] é possível selecionar, respectivamente, modo MAX, modo MIN e modo Raio X. É possível também fazer a combinação em proporções adequadas de dois modos.

CAPÍTULO

3 Ultra-sonografia Tridimensional no Início da Gestação

EXIBIÇÃO EM 3 PLANOS ORTOGONAIS

Para avaliação do saco gestacional no início da gestação utiliza-se, com freqüência, a ultra-sonografia endovaginal. Mas como no método convencional endovaginal o plano frontal não é delineado, muitas vezes é difícil se definir a posição ou a forma do saco gestacional dentro do útero. Com o uso da ultra-sonografia tridimensional, esses dados podem ser obtidos com facilidade (Figs. 3.1 e 3.2).

Por volta da 8ª a 10ª semanas, a idade gestacional é confirmada pela medida do comprimento cabeça-nádega e o rastreamento de anomalia cromossômica pode ser feito pela avaliação da translucência nucal. Porém, na ultra-sonografia endovaginal, a mobilidade do transdutor é limitada e, dependendo da posição e direção do feto, pode ser difícil obter plano apropriado para tais medidas. Utilizando-se a exibição em 3 planos ortogonais da ultra-sonografia tridimensional, podem ser obtidos planos apropriados para as medidas, tornando possível uma determinação correta (Figs. 3.3 e 3.4).

RECONSTRUÇÃO DE SUPERFÍCIE

Há casos em que a reconstrução de superfície tendo como alvo o endométrio e o saco gestacional torna mais compreensível a posição do saco gestacional dentro do útero do que a exibição em 3 planos ortogonais (Fig. 3.5). A reconstrução de superfície do feto é útil para visibilizar a imagem inteira do feto (Figs. 3.6 a 3.15) e identificar precocemente anormalidades morfológicas.

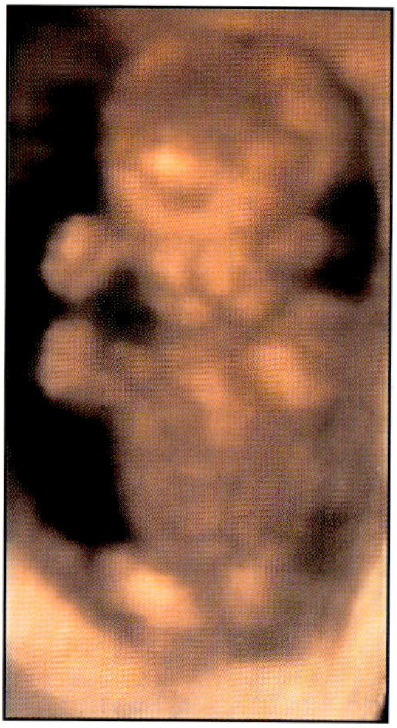

Figura 3.13 – Feto (13ª semana de gestação)
Via transabdominal.

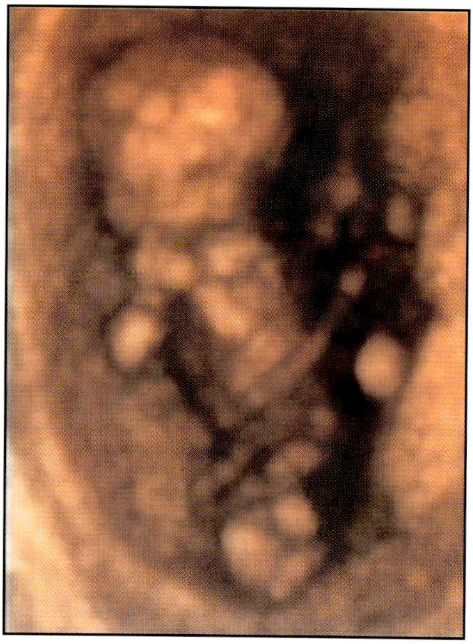

Figura 3.14 – Feto (13ª semana de gestação)
Via transabdominal. O cordão umbilical dá uma volta em torno do abdome.

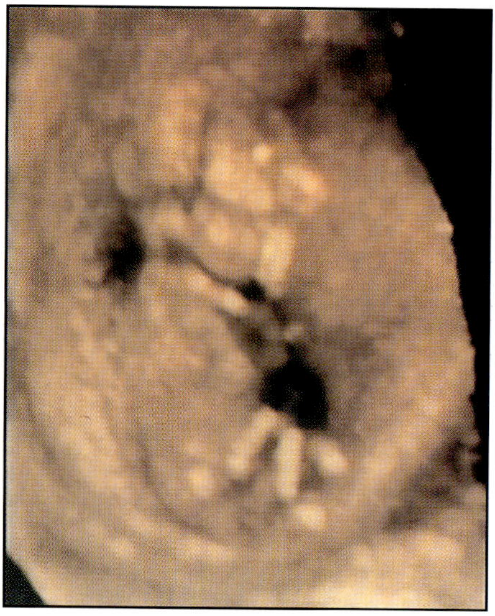

Figura 3.15 – Feto (14ª semana de gestação)
Via transabdominal. Estabelecendo-se o valor limiar ([TH-LOW]) um pouco elevado e transpassando a pele, o crânio e as suturas também podem ser vistos com nitidez.

ULTRA-SONOGRAFIA TRIDIMENSIONAL EM GESTAÇÕES MÚLTIPLAS

Pelo método ultra-sonográfico convencional, em determinadas situações, é difícil observar fetos múltiplos simultaneamente. Pela ultra-sonografia tridimensional é possível observá-los ao mesmo tempo e identificar a relação entre as suas posições (Figs. 3.16 a 3.18).

Pelo método da exibição em 3 planos ortogonais, é possível escolher o plano desejado, possibilitando visibilizar, numa mesma imagem, o local de inserção do cordão umbilical dos dois fetos (Fig. 3.19).

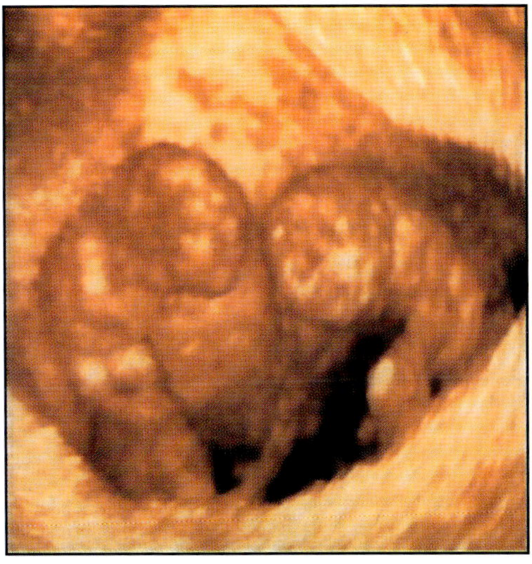

Figura 3.16 – Gêmeos (8ª semana)
Gêmeos monocoriônicos, diamnióticos. Identifica-se membrana amniótica que separa os dois fetos.

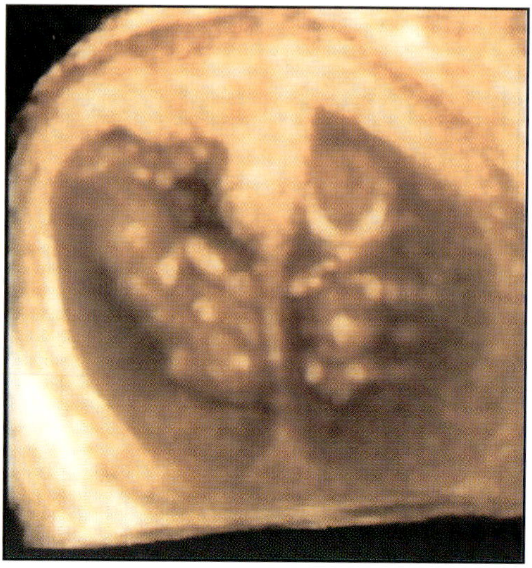

Figura 3.17 – Gêmeos (12ª semana)
Gêmeos dicoriônicos, diamnióticos. Via transabdominal.

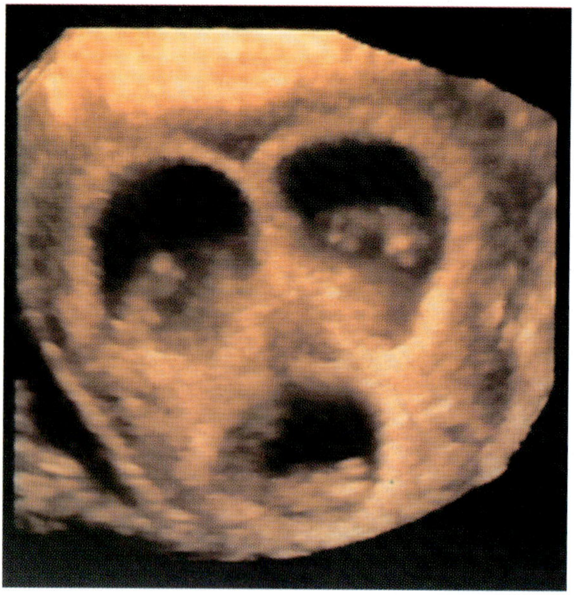

Figura 3.18 – Trigêmeos (8ª semana)
Via transabdominal. Observa-se presença de feto em cada um dos três sacos gestacionais.

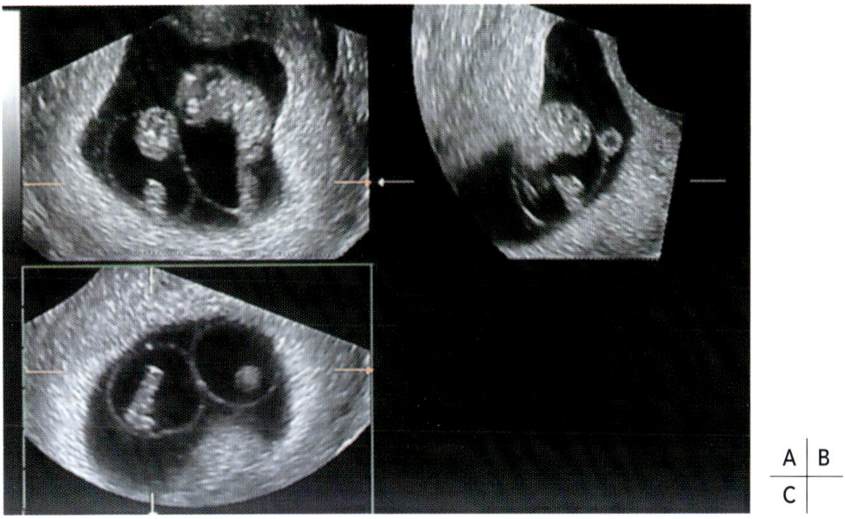

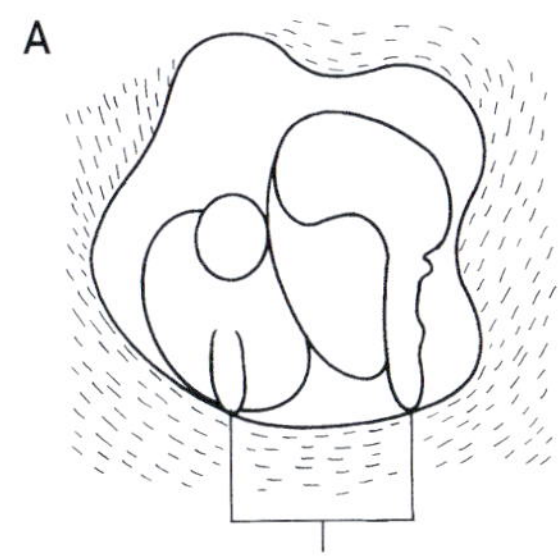

Figura 3.19 – Gêmeos (8ª semana)
Gêmeos monocoriônicos, diamnióticos. Pesquisando-se um plano do conjunto de dados tridimensionais, pode-se confirmar a inserção, na placenta, do cordão umbilical de ambos os fetos na mesma imagem, como em A. Pelo método convencional, não é fácil se obter tal plano.

ULTRA-SONOGRAFIA TRIDIMENSIONAL EM FETOS ANORMAIS

Alterações graves do feto podem ser evidenciadas nitidamente, no início da gestação, na reconstrução de superfície ou na exibição em 3 planos ortogonais (Figs. 3.20 a 3.23).

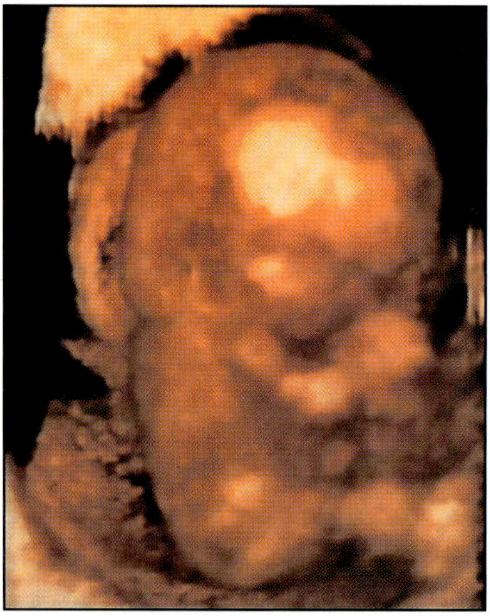

Figura 3.20 – Higroma cístico (13ª semana)
A pele está abaulada entre as regiões occipital e posterior do pescoço. Trata-se de reconstrução de superfície, mas é visualizada uma parte do crânio e se nota edema em toda a cabeça.

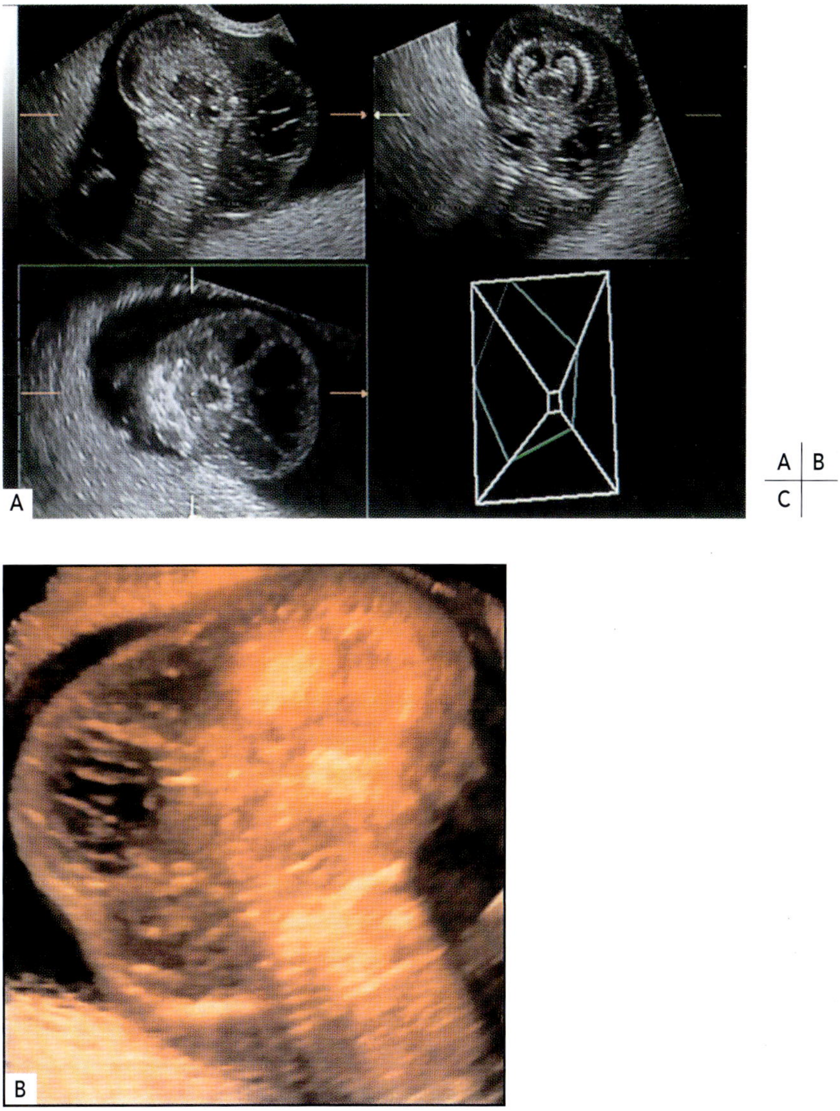

Figura 3.21 – Higroma cístico (13ª semana de gestação)
A) Caso distinto da Fig. 3.20. No plano sagital mediano do feto (imagem A) é evidente o abaulamento da região posterior do pescoço; no plano frontal (imagem B), o edema da cabeça e, no plano transversal do pescoço (imagem C), numerosos cistos.
B) Reconstrução de superfície pela observação lateral da parte superior do tronco do feto. Estabelecendo-se a região de interesse, eliminando-se um pouco a pele proximal, torna-se possível evidenciar a parte cística da região posterior do pescoço.

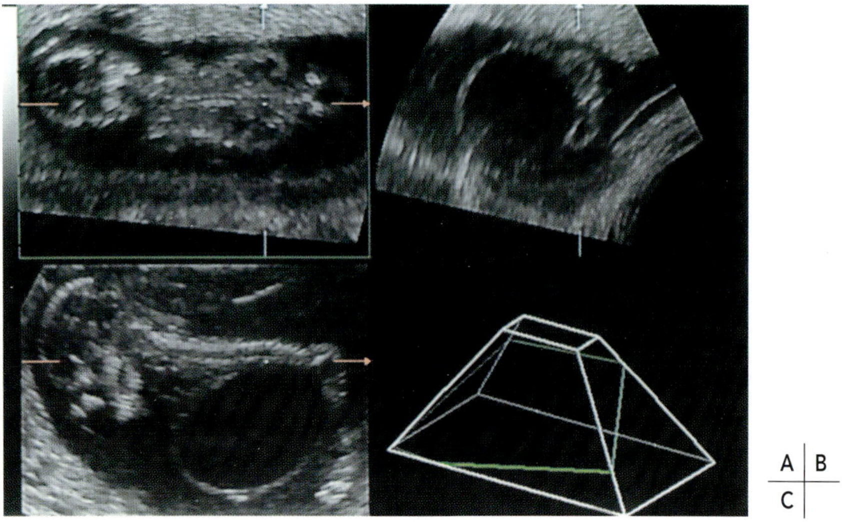

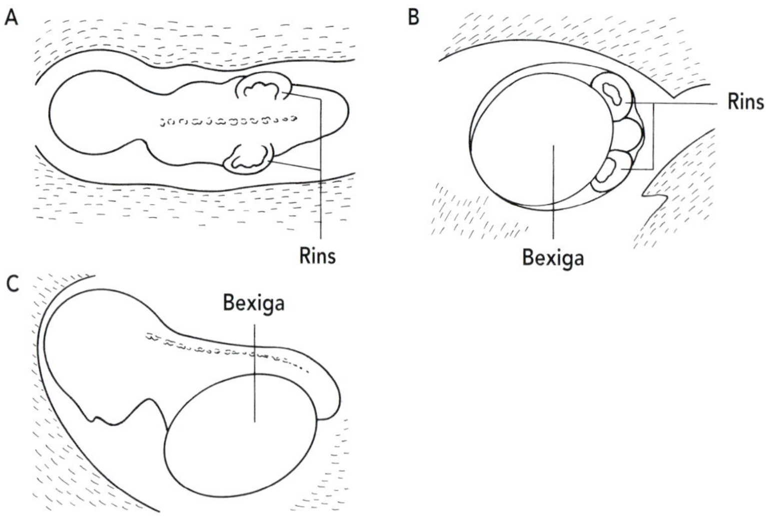

Figura 3.22 – Síndrome de Prune Belly (Síndrome da deficiência do músculo abdominal) (13ª semana de gestação)
Bexiga extremamente dilatada no plano sagital mediano do feto (imagem C), bexiga e rins no corte transversal (imagem B), rins no plano frontal (imagem A). Para a idade gestacional, ambas as pelves renais estão dilatadas.

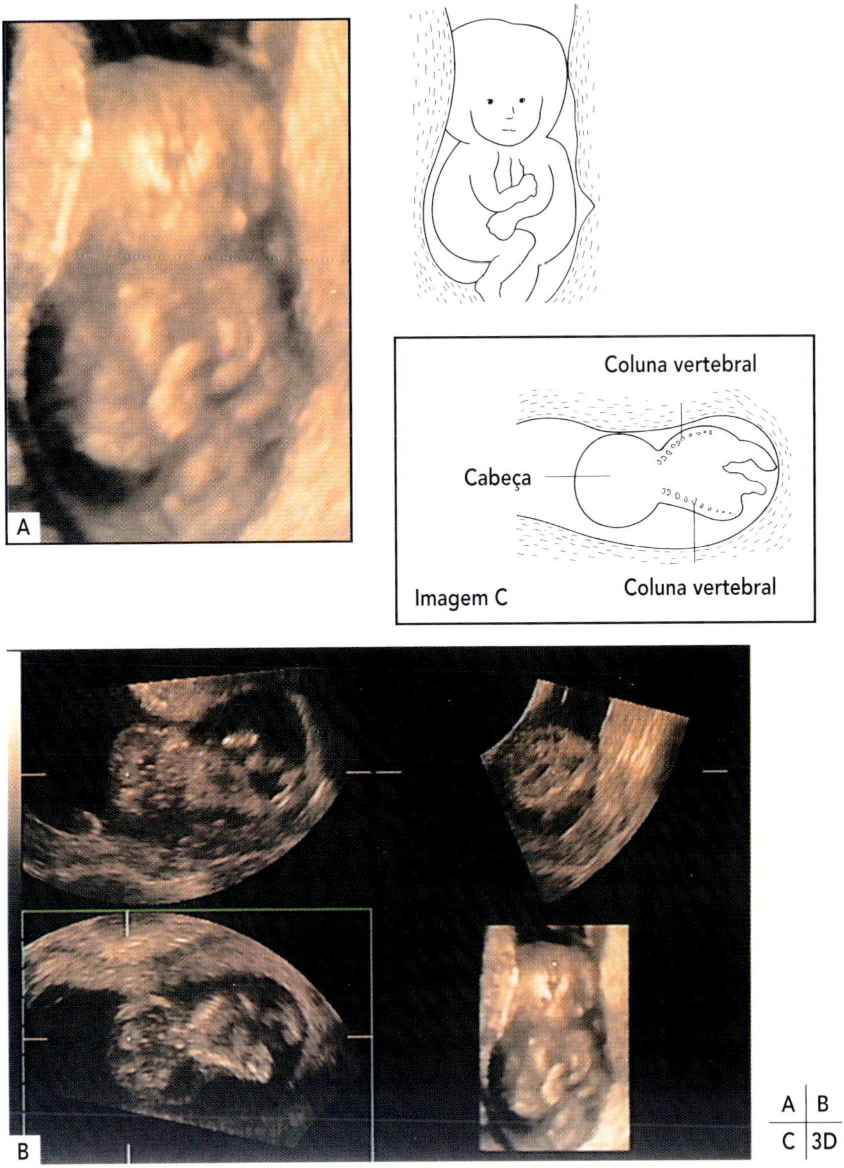

Figura 3.23 – Gêmeos unidos (13ª semana de gestação)

A) União da cabeça até o tórax. Nesta reconstrução de superfície, uma das faces está voltada para a frente, mas os dois troncos estão virados de lado, como se estivessem abraçados.

B) No plano sagital mediano do feto da imagem C, observa-se que as cabeças estão unidas, mas as colunas vertebrais vão se separando na direção caudal. Pela ultra-sonografia convencional, muitas vezes é difícil obter este tipo de plano, dependendo da posição e da direção do feto. A imagem B mostra o plano transversal da região da cabeça.

CAPÍTULO 4

Ultra-sonografia Tridimensional no 2º e 3º Trimestres da Gestação

A partir do 2º trimestre da gestação, utiliza-se principalmente a via transabdominal. Em geral, a partir do 2º trimestre, semelhantemente ao método ultra-sonográfico convencional, o diagnóstico é feito pela visualização de cada parte do feto. A maioria das anormalidades morfológicas pode ser diagnosticada pelo método convencional, mas as malformações da face, de orelhas e de membros podem passar despercebidas. Para seu diagnóstico, é especialmente útil a reconstrução tridimensional, sobretudo para avaliação do grau da anormalidade.

RECONSTRUÇÃO DE SUPERFÍCIE

Corpo Inteiro

A partir do 2º trimestre da gestação torna-se difícil a reconstrução tridimensional do corpo inteiro do feto, devido ao seu tamanho mas, dependendo do caso, é possível captar quase todo o corpo, como se vê nas Figs. 4.1 a 4.4.

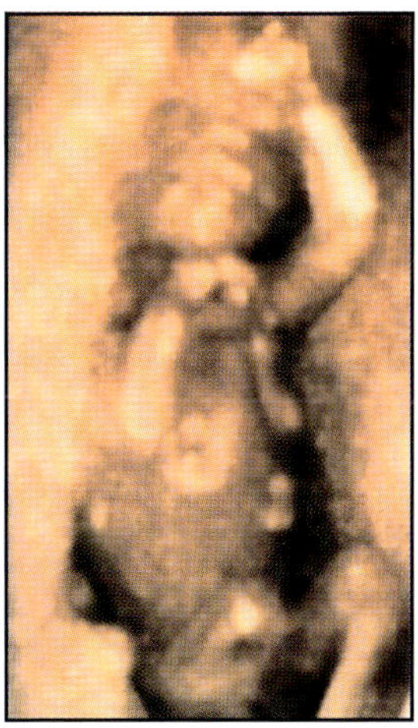

Figura 4.1 – Imagem de corpo inteiro do feto (17ª semana de gestação)
Imagem frontal do feto. O cordão umbilical tem direção ascendente a partir da região umbilical. Ambos os lados do feto estão em contato com o útero.

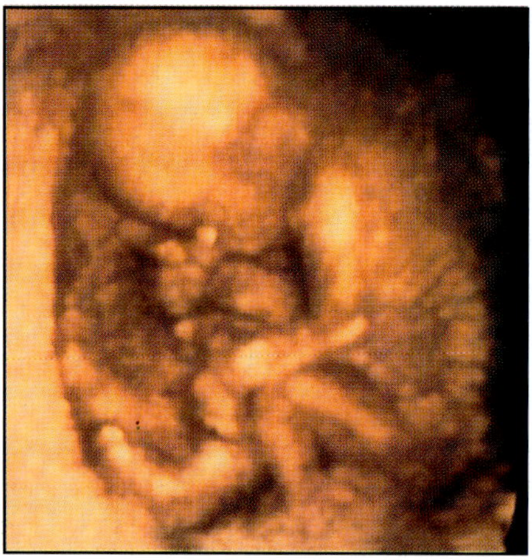

Figura 4.2 – Imagem de corpo inteiro do feto (18ª semana de gestação)
Imagem do feto visto de perfil. Apesar de representar reconstrução de superfície, parte dos ossos, como as costelas, aparece por transparência.

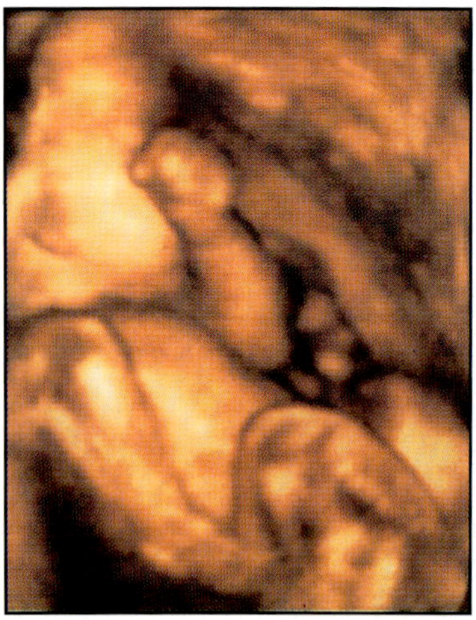

Figura 4.3 – Imagem de corpo inteiro do feto (25ª semana de gestação)

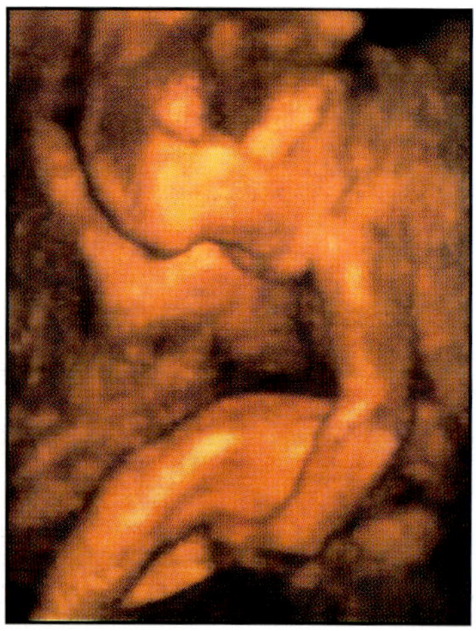

Figura 4.4 – Imagem de corpo inteiro do feto (28ª semana de gestação)
O feto está em posição como se estivesse segurando a coxa.

Face

A reconstrução de superfície da face do feto é um dos atrativos da ultra-sonografia tridimensional. Feições difíceis de serem imaginadas pelo método convencional podem ser evidenciadas nitidamente (Figs. 4.5 a 4.21). Existem situações, entretanto, em que é totalmente impossível observar a face, como quando ela está voltada para o dorso da mãe, ou quando a mão a oculta. O período de 24 a 32 semanas de gestação, quando os olhos e o nariz tornam-se bem delineados e há suficiente líquido amniótico em torno da face, é o mais apropriado para a reconstrução de superfície da face. Entretanto, após 36 semanas, a reconstrução de superfície torna-se mais difícil por redução na quantidade de líquido amniótico ou porque a face se encontra em contato com o útero. Muitos relatos mencionam que a reconstrução de superfície é de grande utilidade no diagnóstico de anormalidades morfológicas da face, a começar pelo lábio leporino (ver Fig. 4.21).

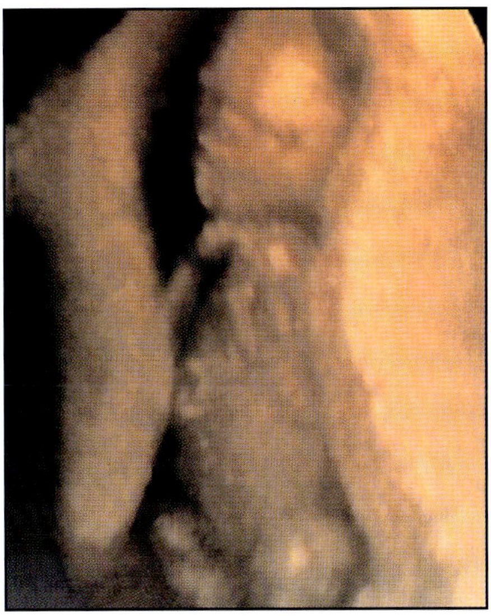

Figura 4.5 – Imagem de corpo inteiro do feto (17ª semana de gestação)
Imagem de corpo inteiro distinguindo-se também a face. Embora olhos, nariz e boca não estejam nítidos, esses órgãos são reconhecíveis.

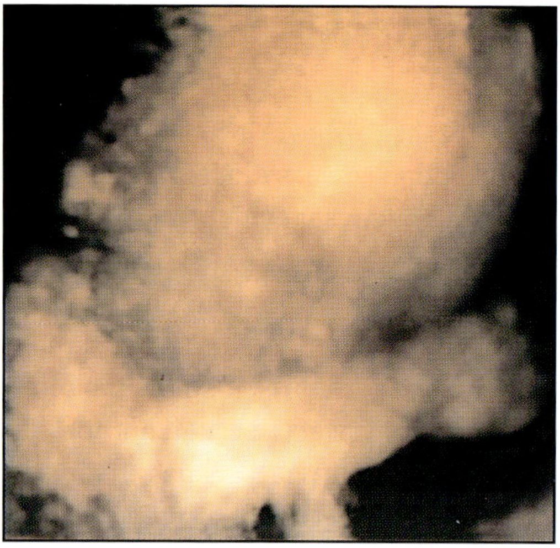

Figura 4.6 – Face e braço (23ª semana de gestação)
A boca encontra-se oculta pelo braço. Neste período, olhos e nariz tornam-se bem nítidos.

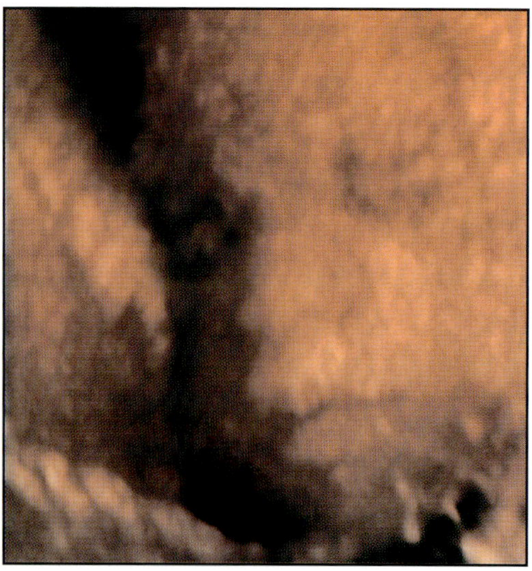

Figura 4.7 – Face (25ª semana de gestação)
O lado esquerdo da face está encostado ao útero.

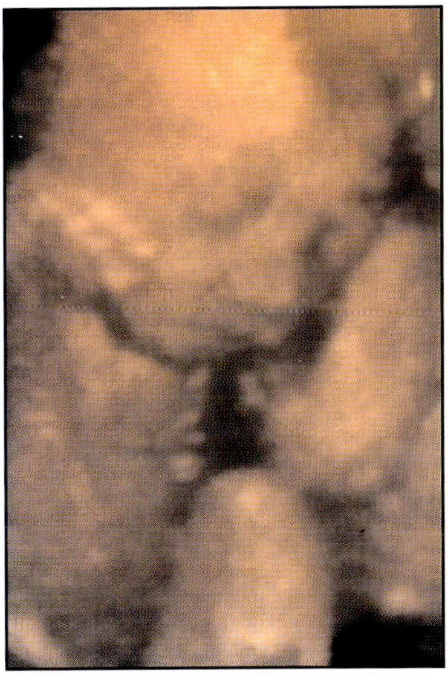

Figura 4.8 – Face (26ª semana de gestação)
Parte do antebraço e da perna pode ser reconhecida.

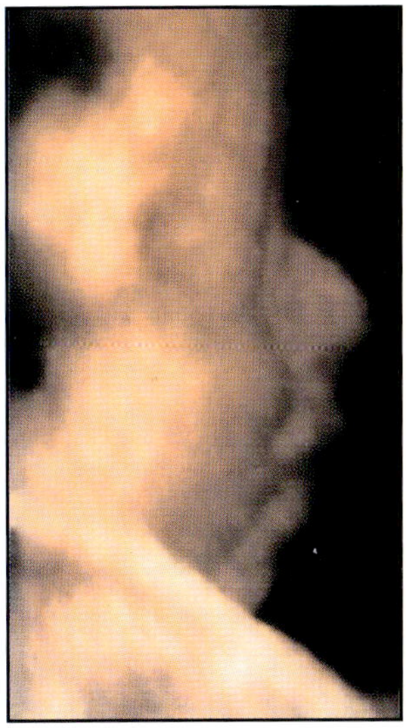

Figura 4.9 – Perfil da face (27ª semana de gestação)
Para representar com clareza os contornos de fronte, nariz e boca, as estruturas que se antepunham à bochecha e ao braço foram suprimidas da região de interesse e, conseqüentemente, não aparecem.

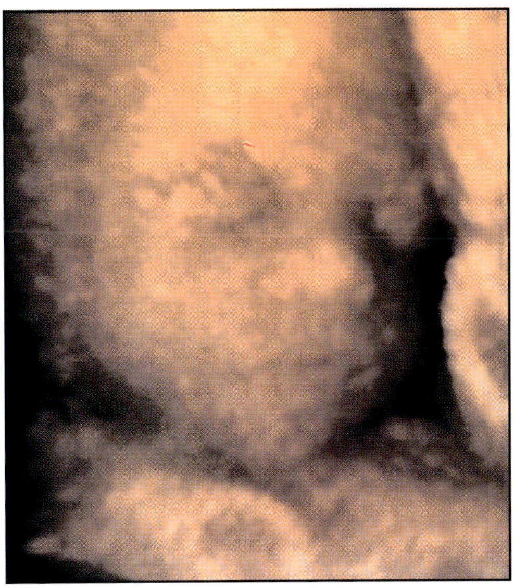

Figura 4.10 – Face (28ª semana de gestação)
A superfície parece grosseira devido a ecos difusos e desnecessários do líquido amniótico.

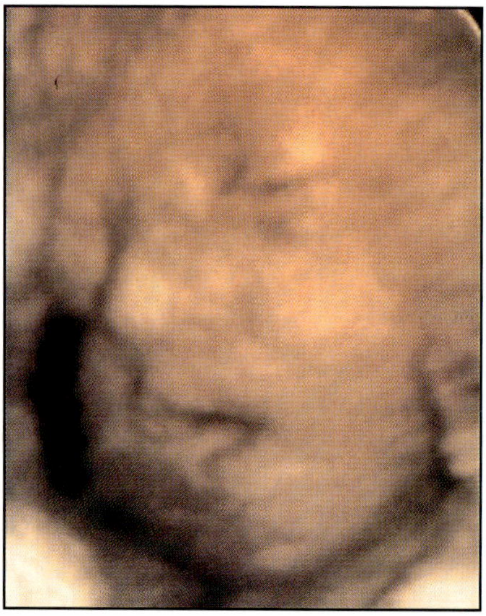

Figura 4.11 – Face (28ª semana de gestação)
Olhos e boca ligeiramente abertos.

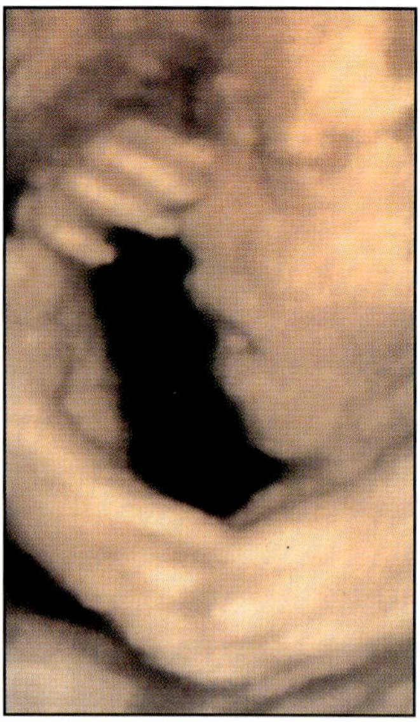

Figura 4.12 – Face e membros superiores (28ª semana de gestação)
Boca entreaberta. Antebraço na parte proximal. A mão do lado oposto está diante da face.

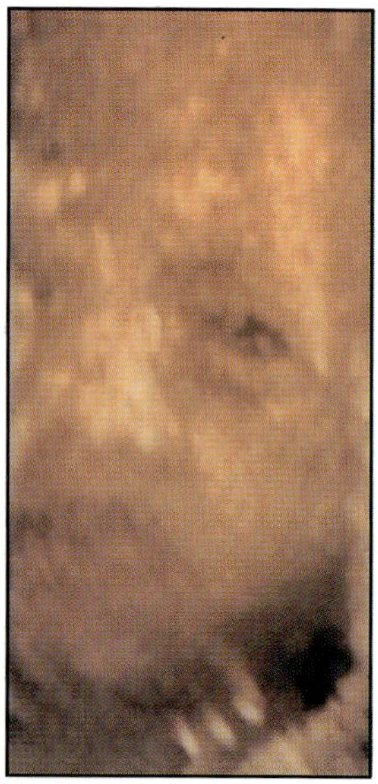

Figura 4.13 – Face (29ª semana de gestação)
Nota-se um olho aberto.

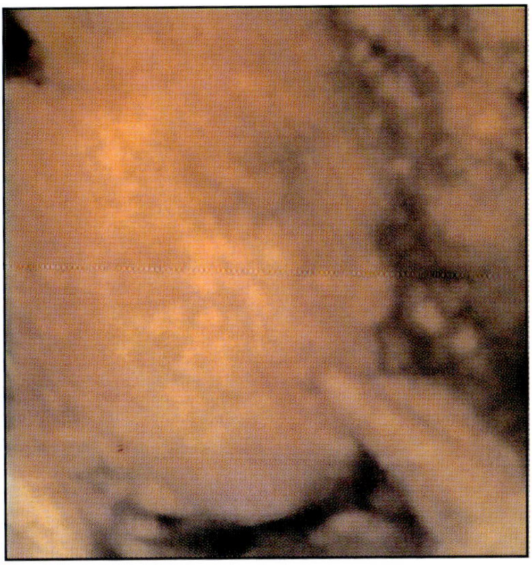

Figura 4.14 – Face e mão (29ª semana de gestação)
Dedos na boca. Cordão umbilical junto ao pescoço.

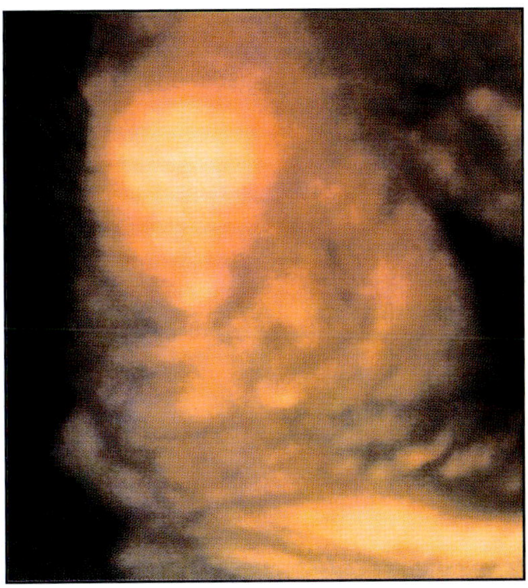

Figura 4.15 – Face e cordão umbilical (30ª semana de gestação)
O cordão umbilical encontra-se diante da face, ocultando a boca.

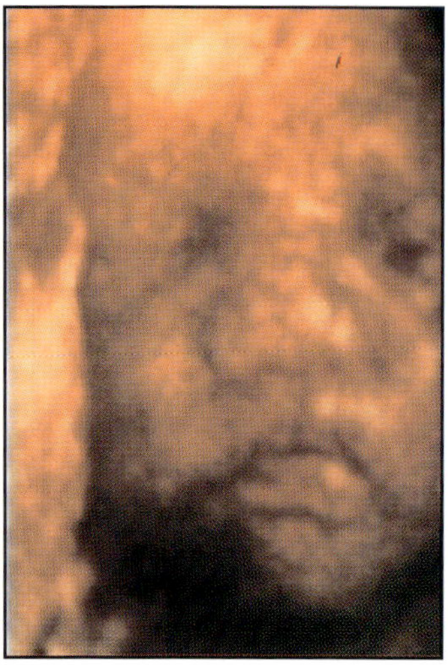

Figura 4.16 – Face (31ª semana de gestação)
O lado esquerdo da face está em contato com o útero.

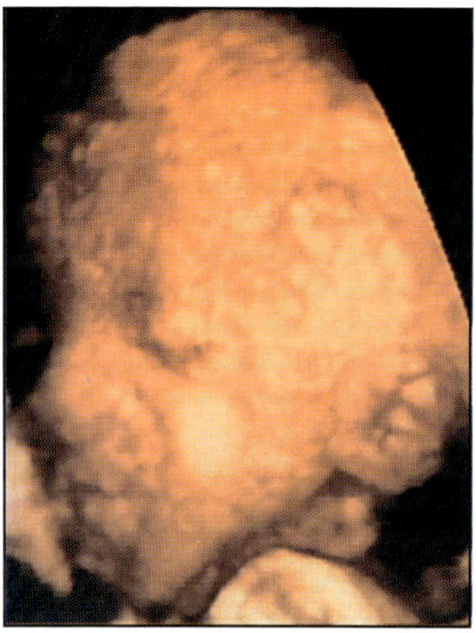

Figura 4.17 – Face (31ª semana de gestação)
Devido à sobreposição do cordão umbilical, a superfície da fronte em direção à orelha parece grosseira. Observa-se também o cordão umbilical em volta do pescoço.

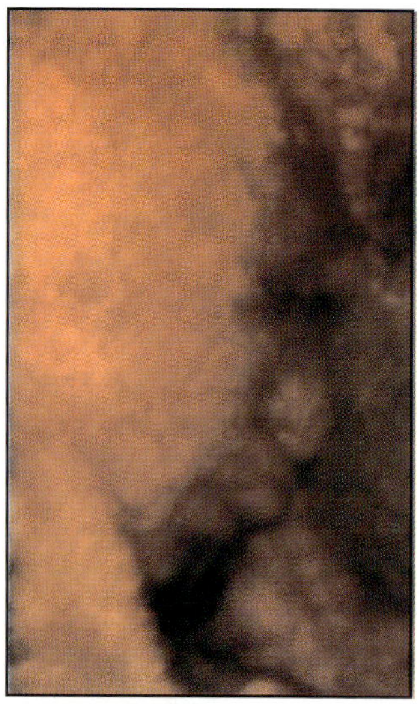

Figura 4.18 – Face (33ª semana de gestação)
Fronte em contato com o útero. Neste período torna-se difícil a reconstrução de superfície da face graças à diminuição do líquido amniótico em torno da face, ou porque a face pode estar encostada ao útero.

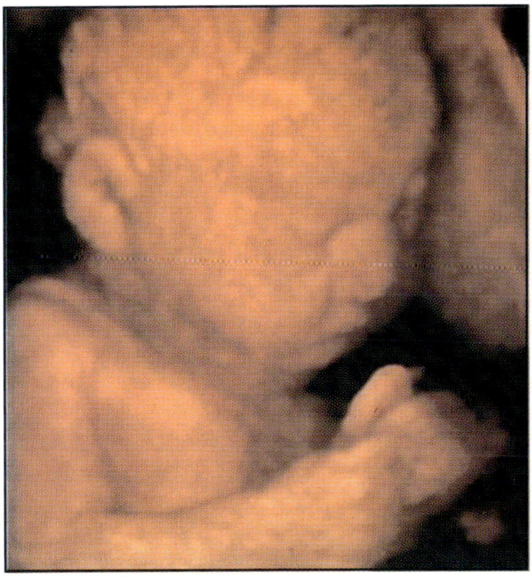

Figura 4.19 – Face e parte superior do tronco (33ª semana de gestação)
Nos casos com líquido amniótico abundante, pode-se obter imagem nítida da face mesmo após o 8º mês de gestação. Cordão umbilical envolvendo o pescoço.

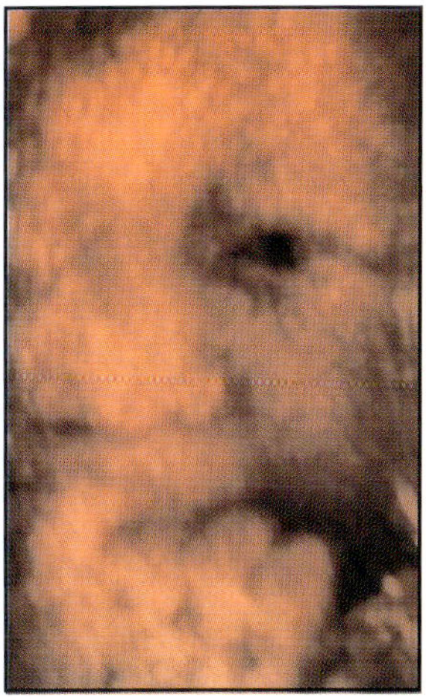

Figura 4.20 – Face (36ª semana de gestação)
Reconstrução de superfície da face, apenas de sua metade, em cuja volta havia relativamente maior quantidade de líquido amniótico. Olho aberto, a mão ocultando a boca.

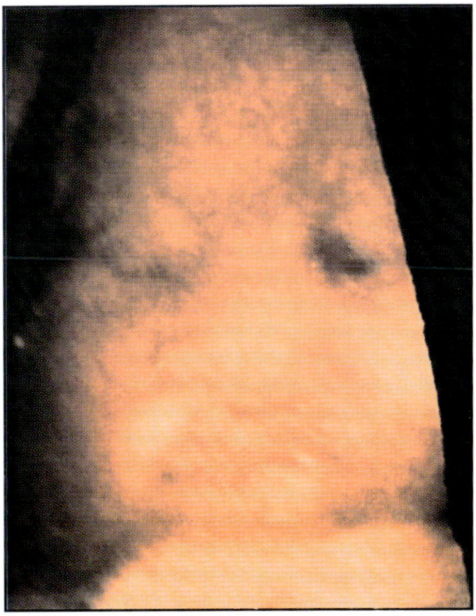

Figura 4.21 – Lábio leporino (32ª semana de gestação)
Pela reconstrução de superfície é possível diagnosticar não apenas o lábio leporino, mas também avaliar, com precisão, posição e extensão da fenda.

Orelhas

As alterações morfológicas e de posição das orelhas, como implantação baixa, são consideradas achados suspeitos para anomalias cromossômicas, mas o diagnóstico é difícil pelo método convencional. A reconstrução de superfície é útil para análise das orelhas (Figs. 4.22 a 4.24).

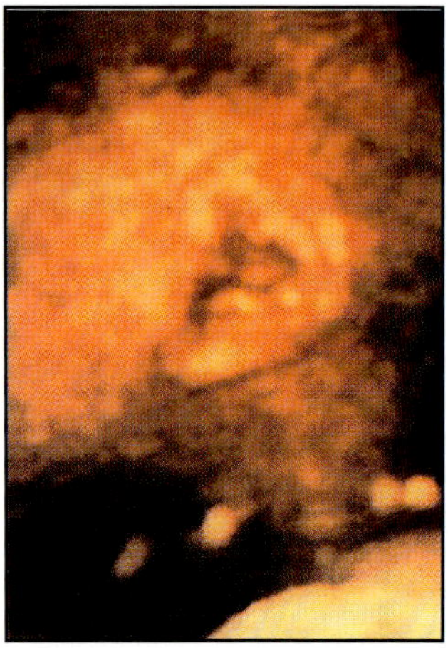

Figura 4.22 – Orelha (29ª semana de gestação)
A forma do pavilhão auricular aparece com nitidez.

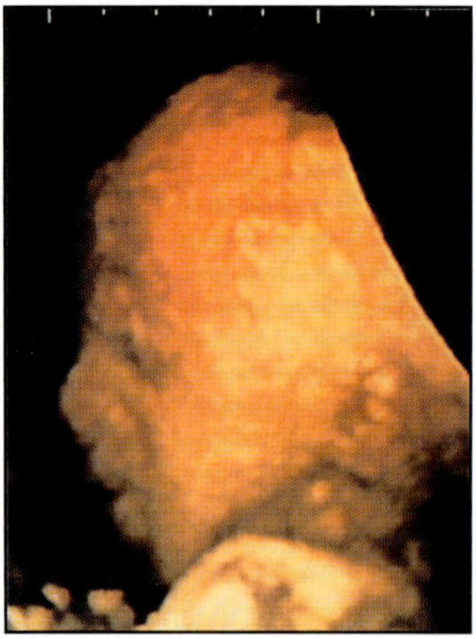

Figura 4.23 – Perfil da face (31ª semana de gestação)
Perfil da face, podendo-se avaliar a posição das orelhas.

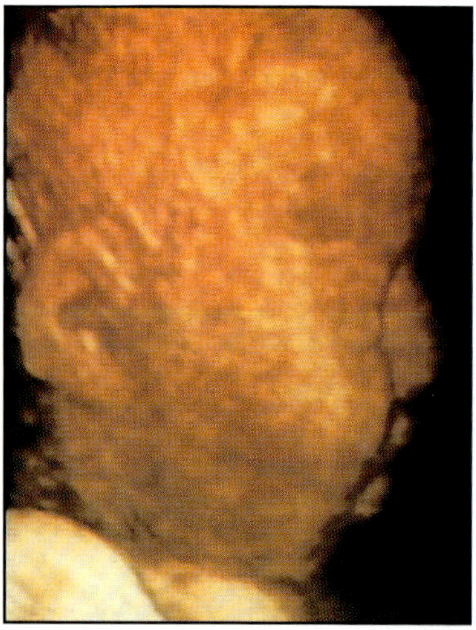

Figura 4.24 – Perfil da face (33ª semana de gestação)

Membros Superiores

A avaliação morfológica da mão também é difícil pelo método convencional, sendo útil a reconstrução de superfície (Figs. 4.25 a 4.31). Em casos de micromelia, pode-se explicar aos pais sobre o grau de encurtamento mostrando a reconstrução de superfície (ver Fig. 4.32).

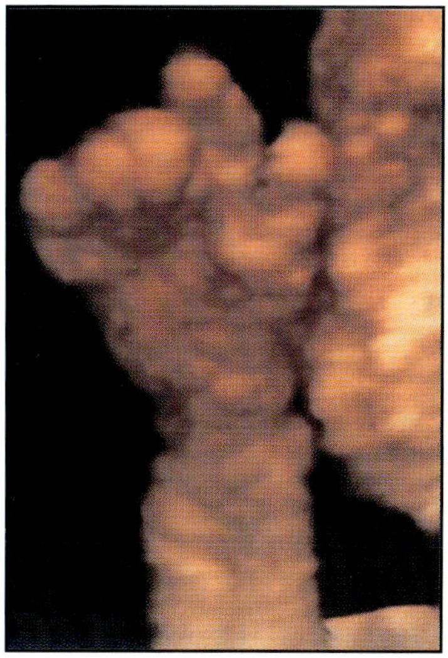

Figura 4.25 – Mão (18ª semana de gestação)
Mão diante da face.

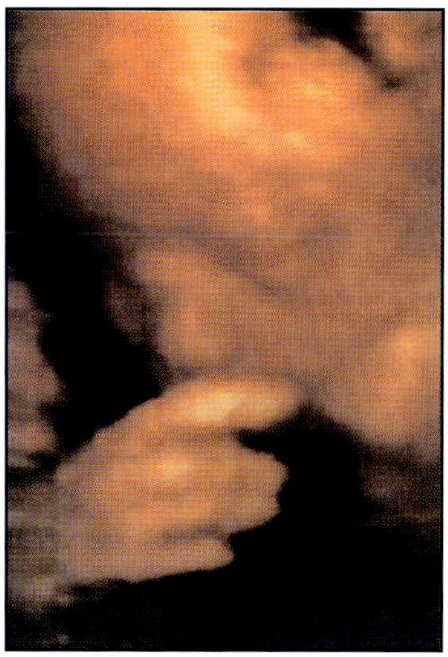

Figura 4.26 – Mão e face (24ª semana de gestação)
Mão diante da face. Estão visíveis quatro dedos, porque o polegar está oculto.

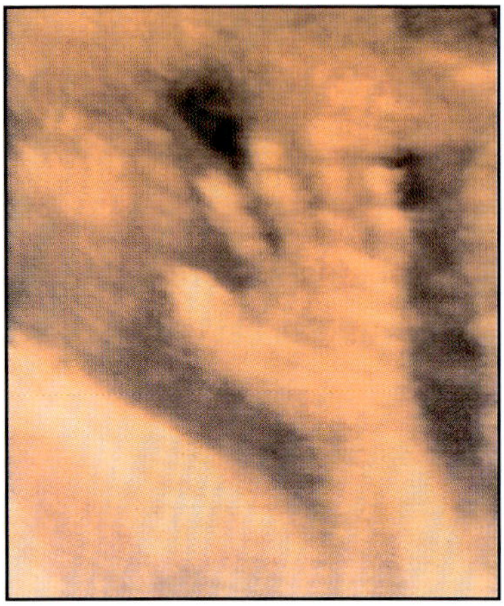

Figura 4.27 – Mão (25ª semana de gestação)
Mão aberta.

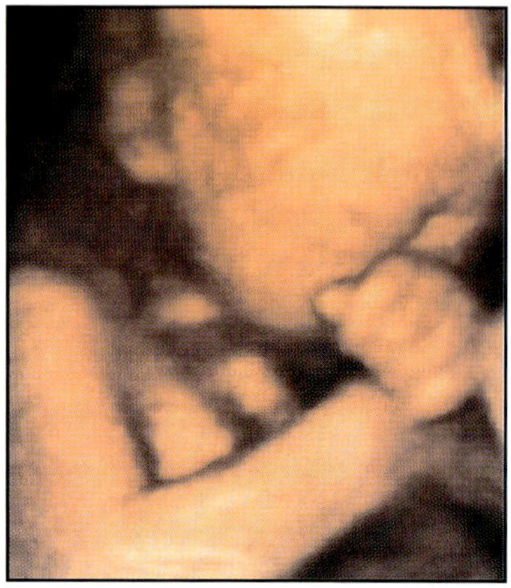

Figura 4.28 – Face e membros superiores (31ª semana de gestação)
A mão diante da face está fechada, mas o polegar está visível. Vê-se alça do cordão umbilical junto ao pescoço e à região temporal.

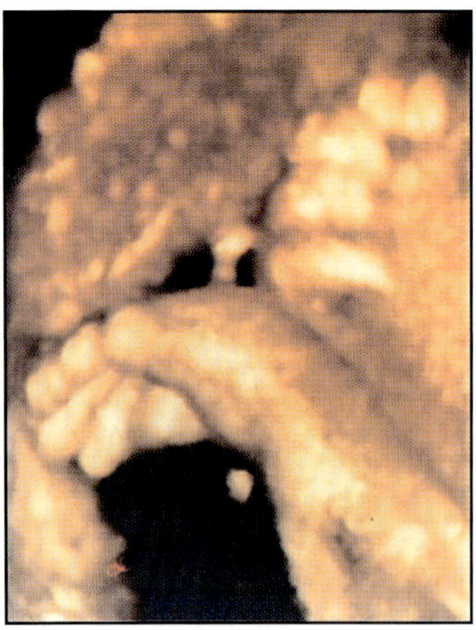

Figura 4.29 – Mãos (32ª semana de gestação)
Vêem-se os dedos de ambas as mãos.

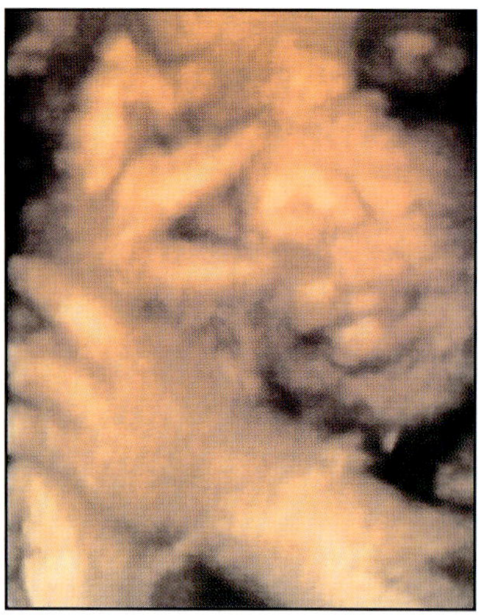

Figura 4.30 – Mãos e face (36ª semana de gestação)
Duas mãos diante da face.

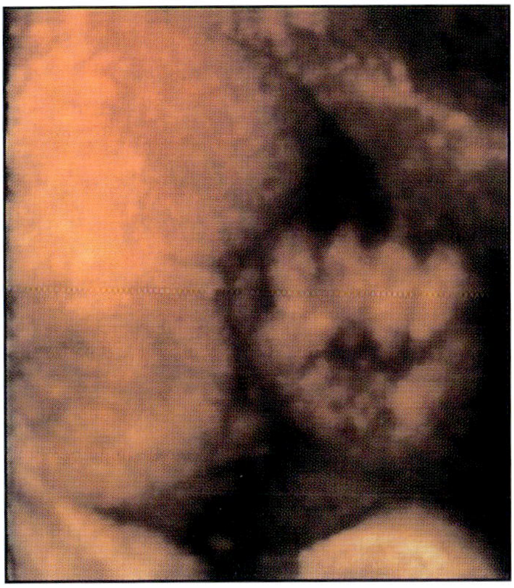

Figura 4.31 – Mão e perfil da face (41ª semana de gestação)
Caso com líquido amniótico relativamente abundante. Vê-se a mão fechada diante da face.

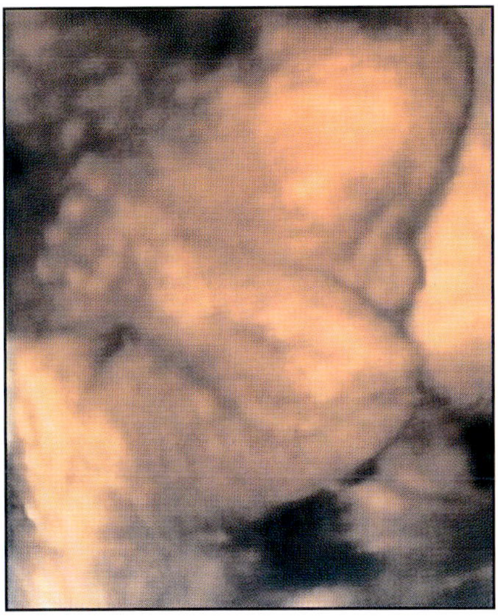

Figura 4.32 – Membro superior e perfil da face de um caso de micromelia (30ª semana de gestação)
Pelo método ultra-sonográfico convencional é possível diagnosticar o encurtamento dos quatro membros pelas suas medidas; porém, a compreensão do grau de encurtamento é difícil. Por meio da reconstrução de superfície é possível explicar aos pais, com clareza e visualmente, o grau de encurtamento.

Membros Inferiores

A morfologia dos pés torna-se compreensível pela reconstrução de superfície (Figs. 4.33 a 4.38). Em especial, alterações de posição, como talipe eqüinovaro, podem passar despercebidas e, nesses casos, a ultra-sonografia tridimensional é de valia.

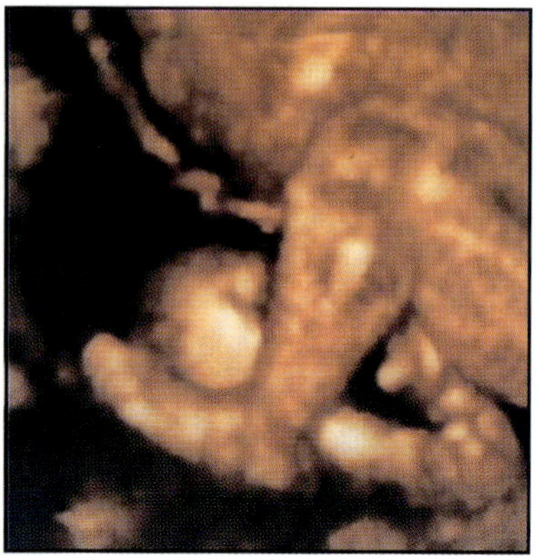

Figura 4.33 – Perna (24ª semana de gestação)
Vêem-se ambos os pés, o pênis e o cordão umbilical.

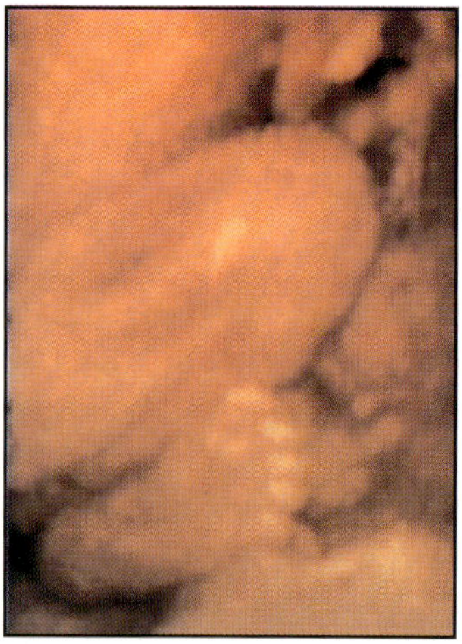

Figura 4.34 – Pé (26ª semana de gestação)
A coxa e a planta do pé do lado oposto aparecem com nitidez, podendo-se confirmar o número de dedos.

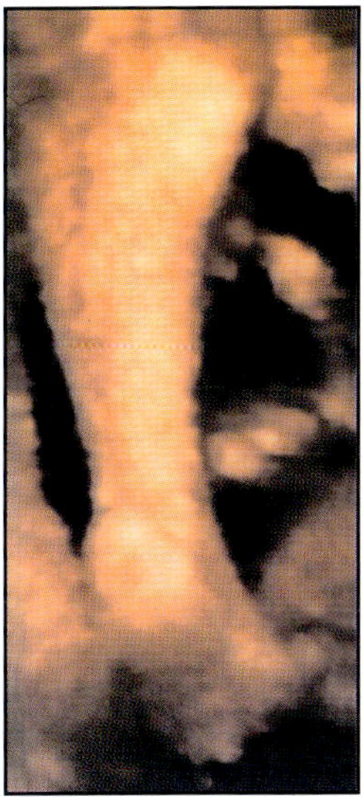

Figura 4.35 – Perna (30ª semana de gestação) Perna vista de trás. Vê-se o aspecto da panturrilha, do tornozelo e calcanhar.

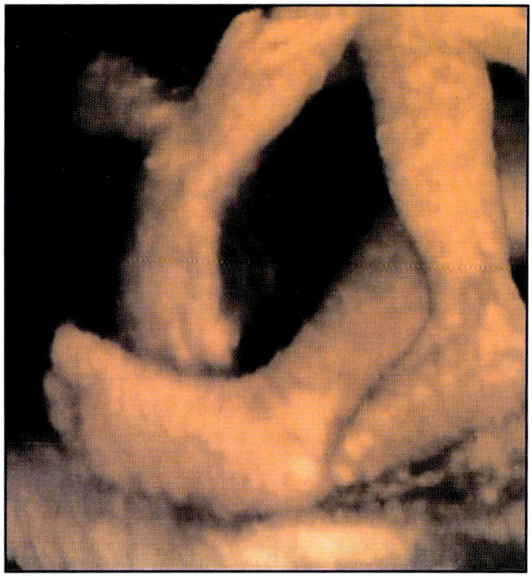

Figura 4.36 – Pés e mão (31ª semana de gestação)

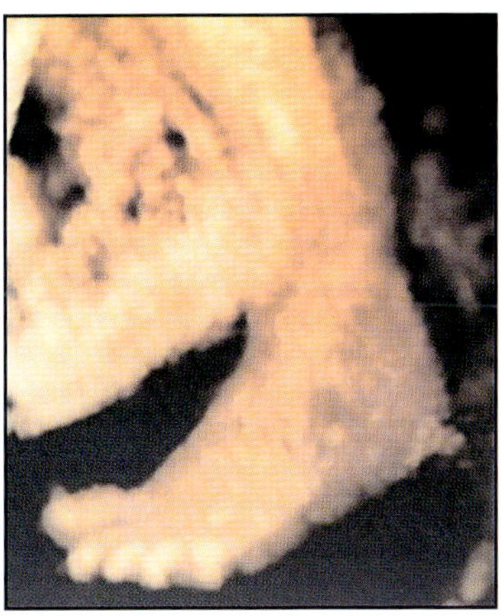

Figura 4.37 – Pé (31ª semana de gestação)
Os dedos do pé aparecem com nitidez.

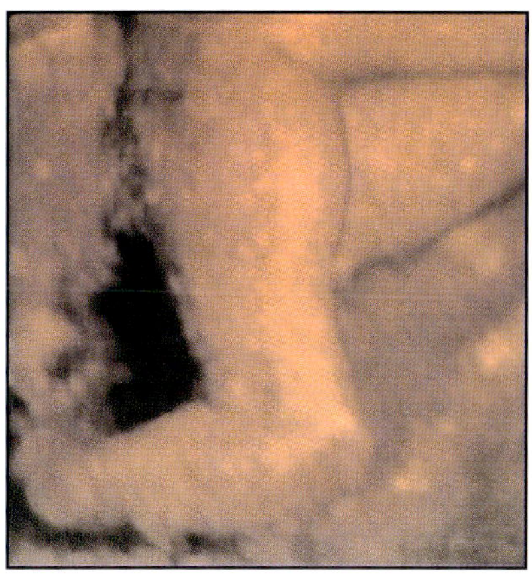

Figura 4.38 – Perna (36ª semana de gestação)

Genitália Externa

Para identificação do sexo, o método convencional é suficiente mas, com a reconstrução de superfície, a morfologia da genitália externa torna-se mais nítida (Figs. 4.39 a 4.44). Há relatos de que a ultra-sonografia tridimensional é útil para diagnóstico de anormalidades morfológicas complexas da genitália externa.

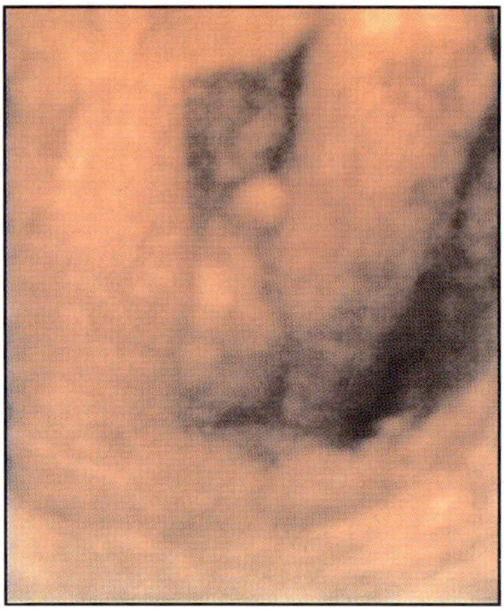

Figura 4.39 – Genitália externa de feto do sexo masculino (30ª semana de gestação) Neste caso, a bolsa escrotal é pequena porque não houve descida dos testículos.

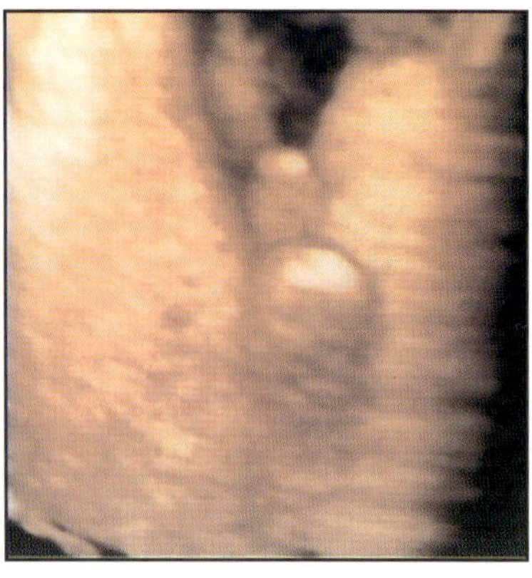

Figura 4.40 – Genitália externa masculina (31ª semana de gestação)

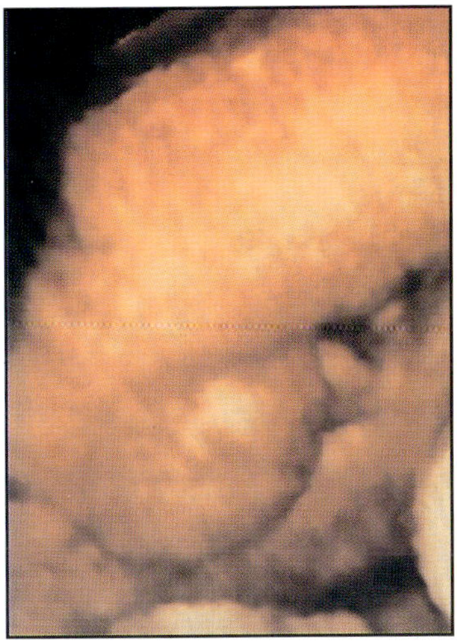

Figura 4.41 – Genitália externa masculina (31ª semana de gestação)
Neste caso, houve descida dos testículos para dentro da bolsa escrotal, que parece maior.

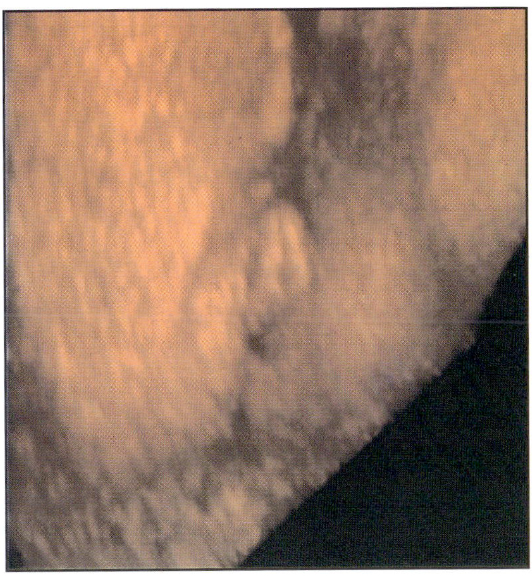

Figura 4.42 – Genitália externa feminina (30ª semana de gestação)
A metade anterior dos pequenos lábios aparece proeminente.

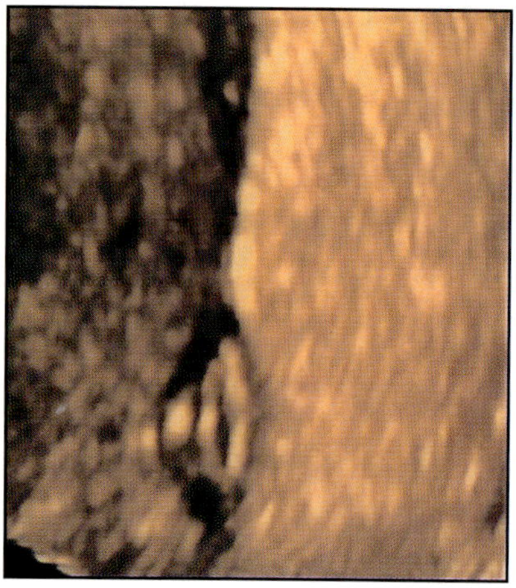

Figura 4.43 – Genitália externa feminina (31ª semana de gestação) Os pequenos lábios estão evidentes em toda a sua extensão.

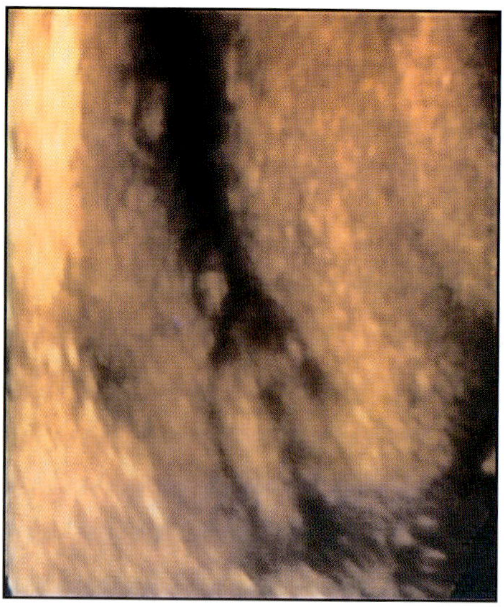

Figura 4.44 – Genitália externa feminina (32ª semana de gestação) Neste caso, os pequenos lábios estão ocultos pelos grandes lábios.

Cordão Umbilical

Na reconstrução de superfície, o cordão umbilical pode dificultar a avaliação morfológica do feto, comportando-se como estorvo. Todavia, ele pode ser visualizado com perfeição na reconstrução de superfície (Figs. 4.45 a 4.48) e a ultra-sonografia tridimensional pode ser útil para observar sua trajetória.

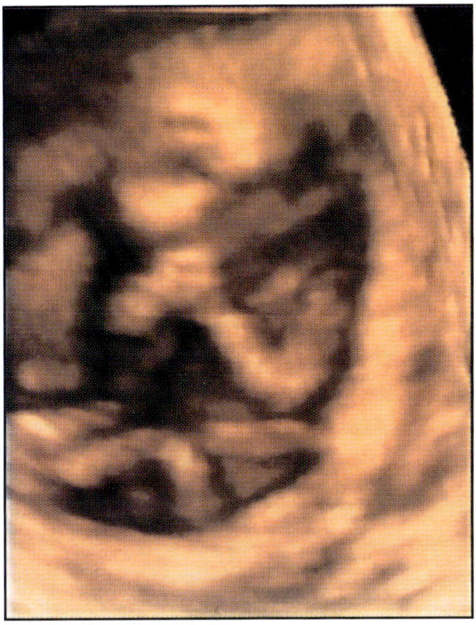

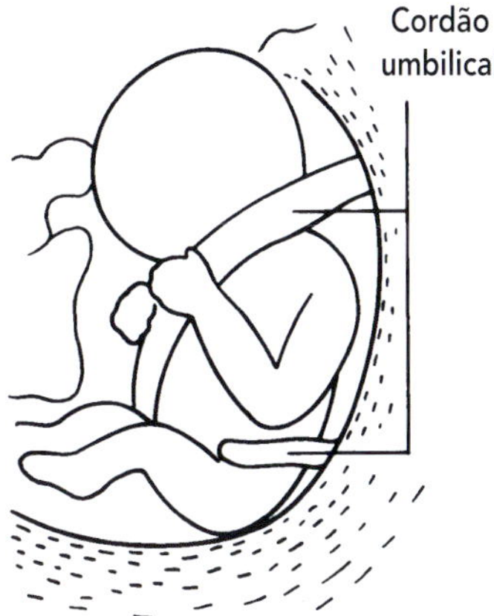

Figura 4.45 – Imagem de corpo inteiro do feto e cordão umbilical (16ª semana de gestação)
O cordão umbilical enlaça o feto, como o cinto de segurança do carro.

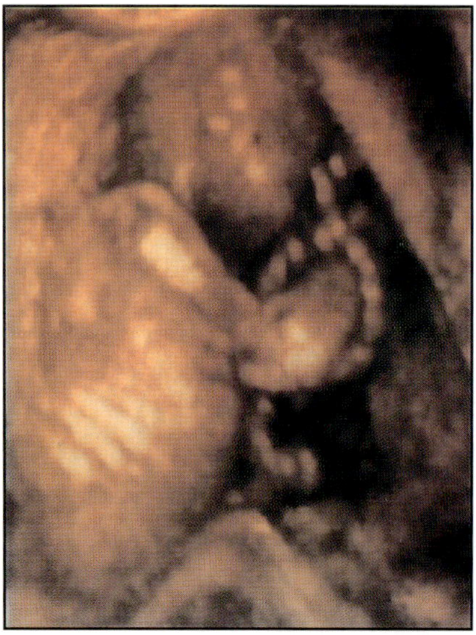

Figura 4.46 – Imagem de corpo inteiro do feto e cordão umbilical (21ª semana de gestação)
O cordão umbilical está enlaçado no braço.

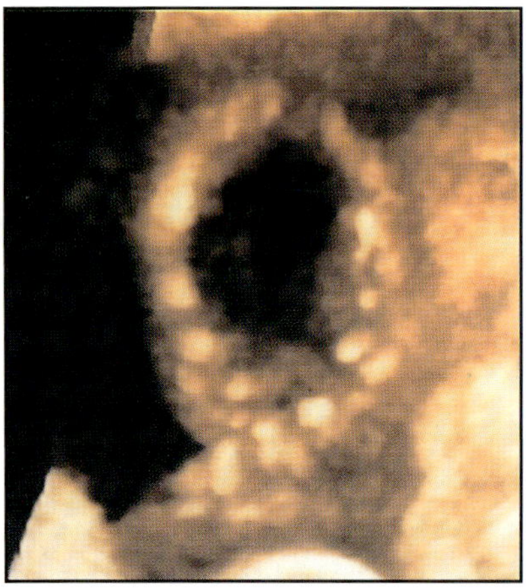

Figura 4.47 – Cordão umbilical (26ª semana de gestação)
O cordão está formando um laço.

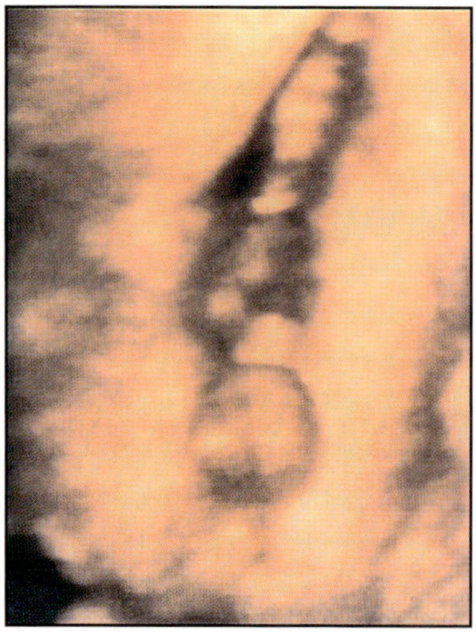

Figura 4.48 – Genitália externa masculina e cordão umbilical (30ª semana de gestação)
O cordão umbilical encontra-se atrás do pênis, entre as duas pernas.

RECONSTRUÇÃO TRIDIMENSIONAL DO ESQUELETO

A ultra-sonografia tridimensional permite evidenciar não apenas a superfície do feto, mas também o esqueleto como imagem tridimensional (Figs. 4.49 a 4.53). O esqueleto tem morfologia tridimensional complexa e suas anormalidades podem passar despercebidas pelo método convencional. Há relatos de que a imagem tridimensional do esqueleto é útil no diagnóstico de anormalidades das suturas cranianas e das fontanelas, da coluna vertebral, como escolioses (ver Fig. 4.53) e espinha bífida e do tórax relacionadas à hipoplasia pulmonar.

Para obtenção de imagem tridimensional do tórax existem 2 métodos: método de reconstrução da superfície óssea pelo estabelecimento de alto valor limiar (Figs. 4.49 a 4.51) e método de extrair apenas a parte do esqueleto que se quer examinar colocando-a como região de interesse e a imagem tridimensional é criada pelo modo MAX (ver Fig. 4.52).

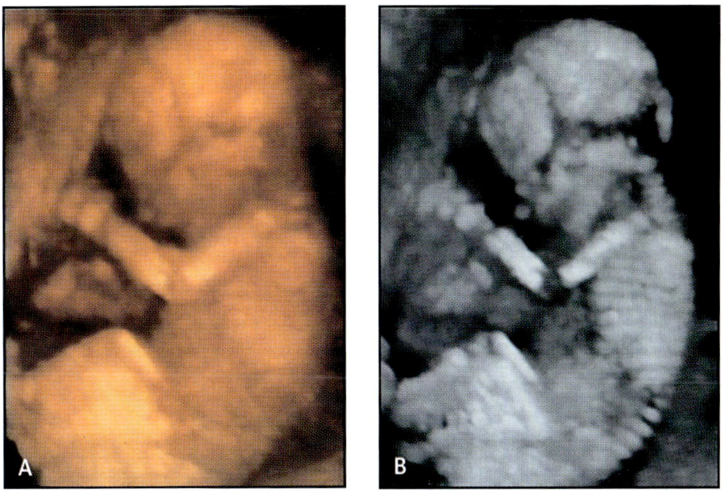

Figura 4.49 – Imagem de corpo inteiro do feto (16ª semana de gestação)
A) Estabelecendo valor limiar baixo, ter-se-á a reconstrução de superfície do feto.
B) Estabelecendo valor limiar alto, o esqueleto tomar-se-á visível por transparência da superfície do feto. Será como a reconstrução de superfície do esqueleto. Neste caso, estão evidentes os ossos frontal, parietal, occipital, maxilar superior, maxilar inferior, coluna vertebral, costelas e ossos dos membros.

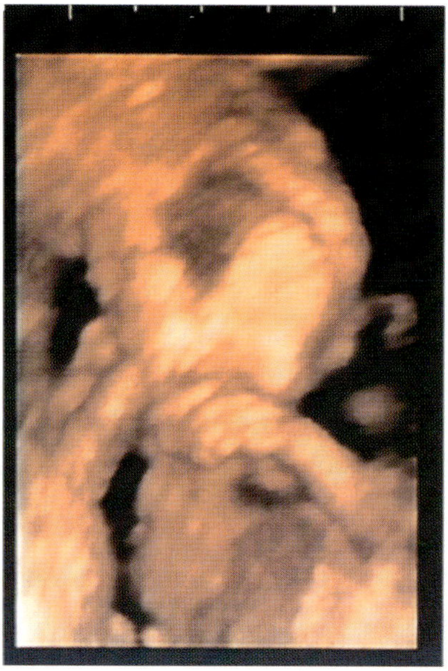

Figura 4.50 – Fontanela bregmática (18ª semana de gestação)

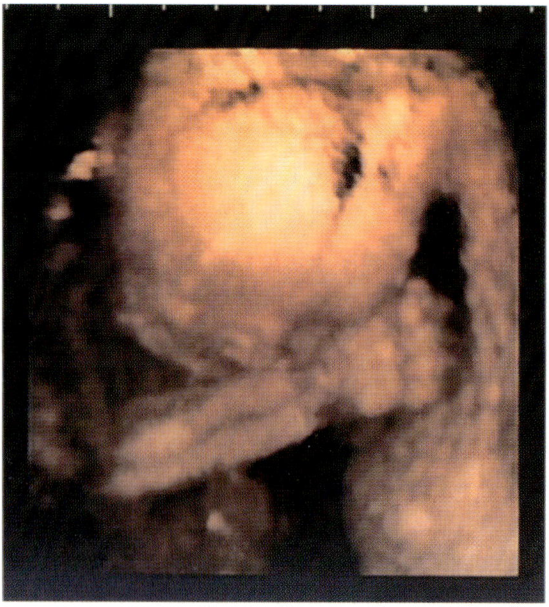

Figura 4.51 – Suturas cranianas (23ª semana de gestação)
Identificam-se as suturas mediofrontal e coronária.

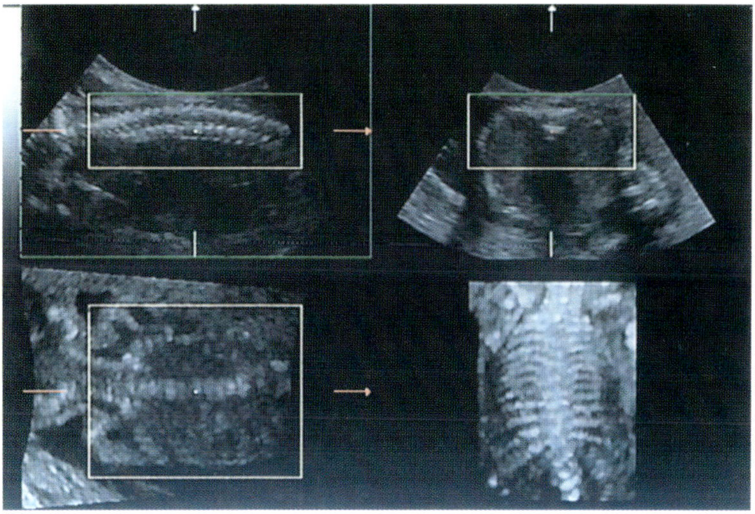

A | B
C | 3D

Figura 4.52 – Coluna vertebral e costelas (24ª semana de gestação)
Colocando-se a coluna vertebral e as costelas dentro da região de interesse e acionando o modo MAX, como mostram as imagens A e B, a imagem tridimensional da coluna vertebral e das costelas aparece no quadrante direito inferior (3D).

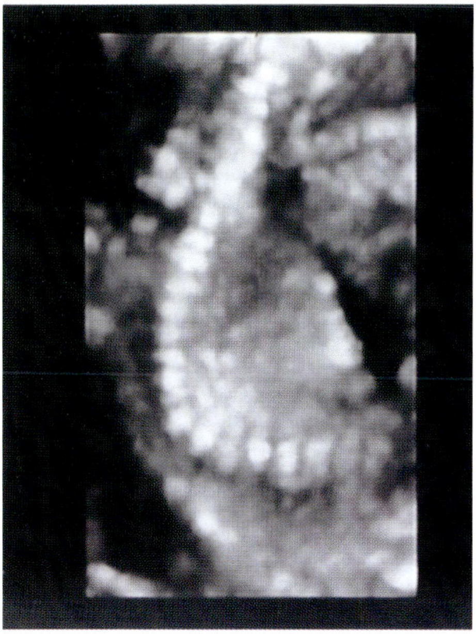

Figura 4.53 – Escoliose (26ª semana de gestação)
A coluna vertebral está curvada quase em ângulo reto para a direita.

EXIBIÇÃO EM 3 PLANOS ORTOGONAIS

Submeter a gestante ao contato prolongado com a sonda e ser atrapalhado pelos movimentos fetais constituem enorme ônus não só para a paciente, mas também para o examinador. Por outro lado, dependendo da posição e da situação fetais, algumas vezes não se obtém corte apropriado para o diagnóstico. Com a exibição em 3 planos ortogonais, não só se obtêm, com facilidade, cortes difíceis de serem obtidos pelo método ultra-sonográfico convencional mas, se o conjunto de dados tridimensionais uma vez construído for armazenado, uma morfologia complexa poderá ser examinada com calma, mesmo na ausência da paciente. A exibição em 3 planos ortogonais tem utilidade para diagnóstico de anormalidades do organismo fetal de difícil identificação na reconstrução de superfície.

Cérebro

Muitas vezes, a cabeça do feto está em posição transversa, o que facilita a medição do diâmetro biparietal, mas torna difícil a visualização do corpo caloso pela ultra-sonografia convencional. O uso da exibição em 3 planos ortogonais torna possível evidenciar esta estrutura mesmo em fetos em posição transversa, sendo útil no diagnóstico de defeitos do corpo caloso (Fig. 4.54). Se a cabeça do feto estiver numa posição que facilite a propagação do ultra-som através das fontanelas ou das suturas, podem-se observar detalhes do cérebro pela ultra-sonografia tridimensional por via endovaginal (Fig. 4.55). A exibição em 3 planos ortogonais também tem utilidade no diagnóstico de diversas outras anormalidades morfológicas intracerebrais (Fig. 4.56).

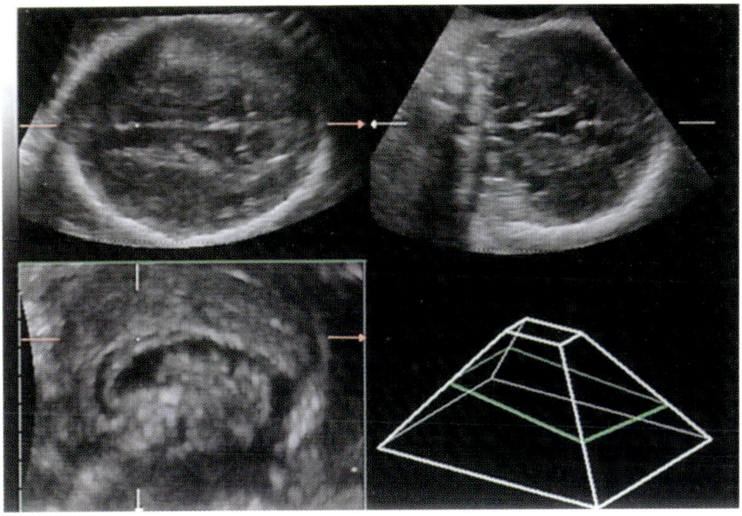

Figura 4.54 – Cérebro (32ª semana de gestação)
Via transabdominal. Imagem A: plano transversal. Imagem B: plano frontal. Imagem C: plano sagital mediano. A imagem C mostra o plano quase paralelo à parede do abdome materno, que é difícil de ser obtido pela ultra-sonografia convencional e no qual se evidencia o corpo caloso.

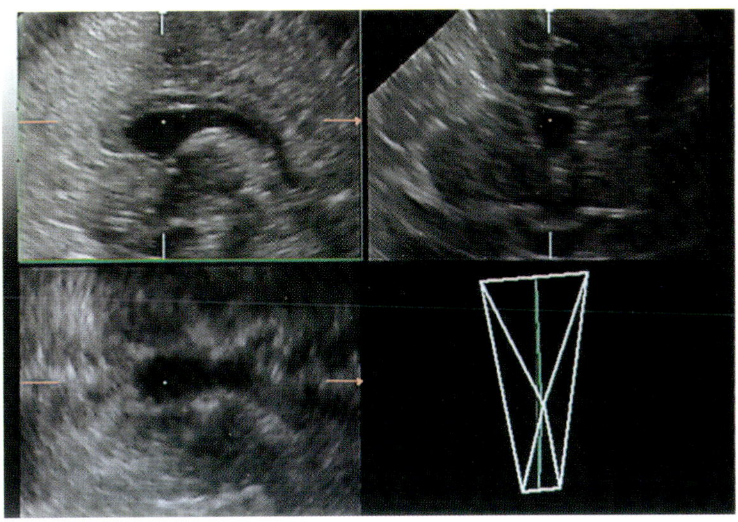

Figura 4.55 – Cérebro (32ª semana de gestação)
Via endovaginal. Imagem A: plano sagital mediano, no qual se evidencia o corpo caloso. Imagem B: plano frontal. Imagem C: plano transversal.

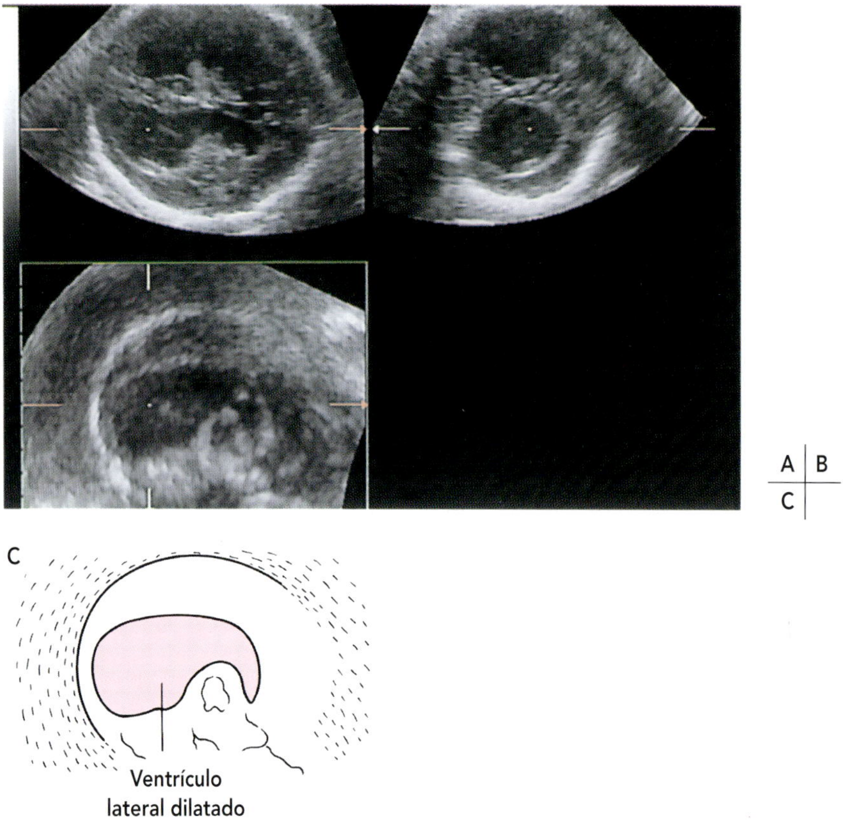

Figura 4.56 – Hidrocefalia (33ª semana de gestação)
Um dos ventrículos laterais dilatados é evidenciado no plano transversal (imagem A), no plano frontal ligeiramente oblíquo (imagem B) e no plano sagital ligeiramente oblíquo (imagem C).

Coração e Grandes Vasos

Como o coração está em constante movimento, obtemos somente imagens distorcidas pela ultra-sonografia tridimensional habitual. Porém, ela é útil no diagnóstico de anormalidades dos septos cardíacos, na observação das relações entre os ventrículos e os grandes vasos e das anormalidades intraventriculares (Figs. 4.57 e 4.58).

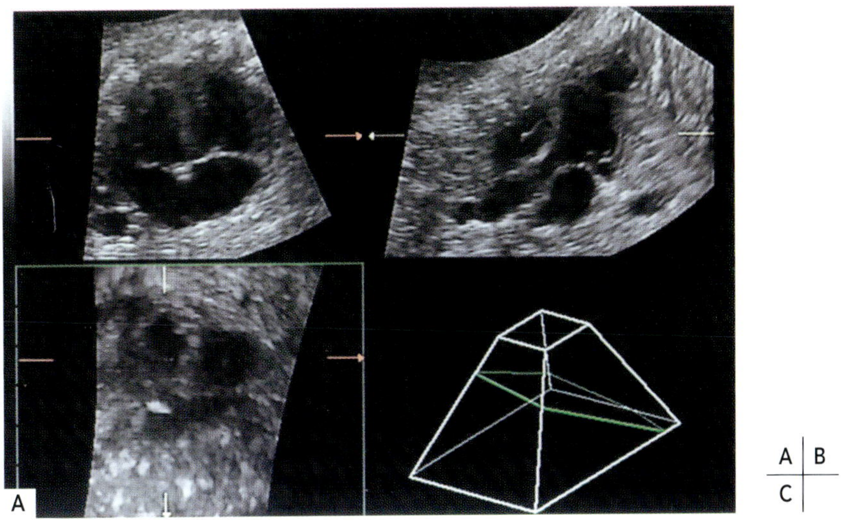

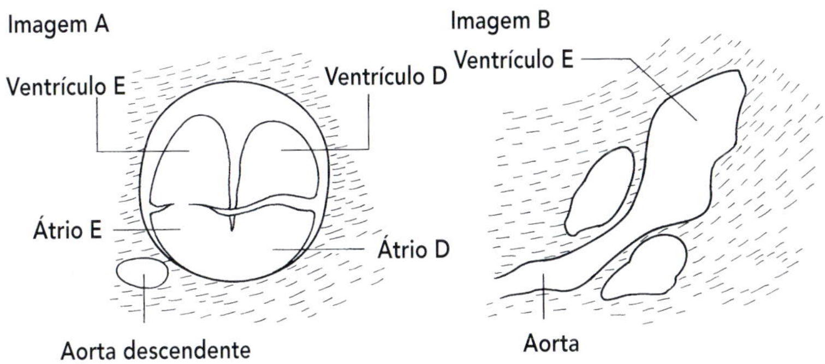

Figura 4.57 – Coração (37ª semana de gestação)
A a **C** são imagens construídas a partir de um conjunto de dados tridimensionais obtido de uma varredura tridimensional.

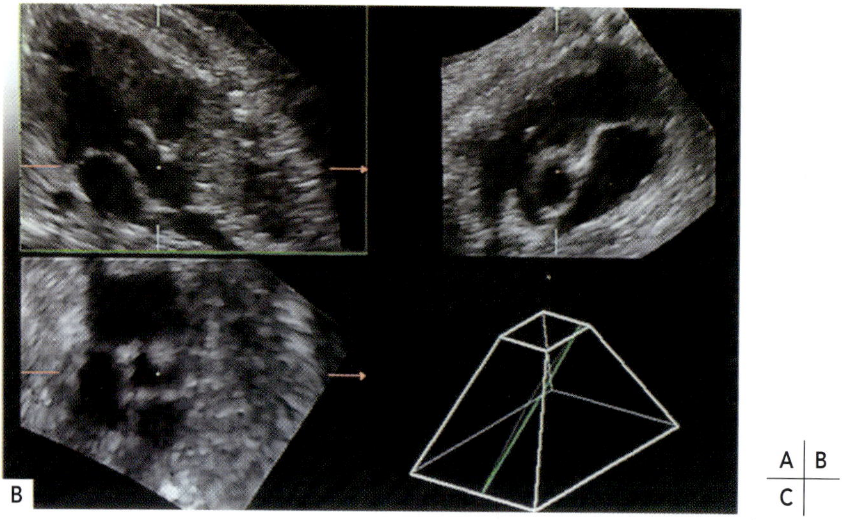

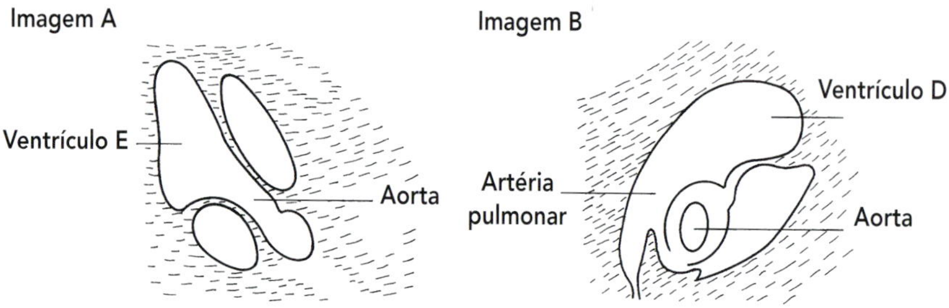

Figura 4.57 – *(Cont.)* Coração (37ª semana de gestação)
A) Imagem A: plano das 4 câmaras do coração. Imagem B: ventrículo esquerdo e aorta. A irregularidade no calibre da aorta é artefato produzido pelos batimentos cardíacos durante a varredura tridimensional. Portanto, não é possível diagnosticar a presença ou não de estenose da aorta, mas se pode identificar que o ventrículo esquerdo e a aorta estão ligados.

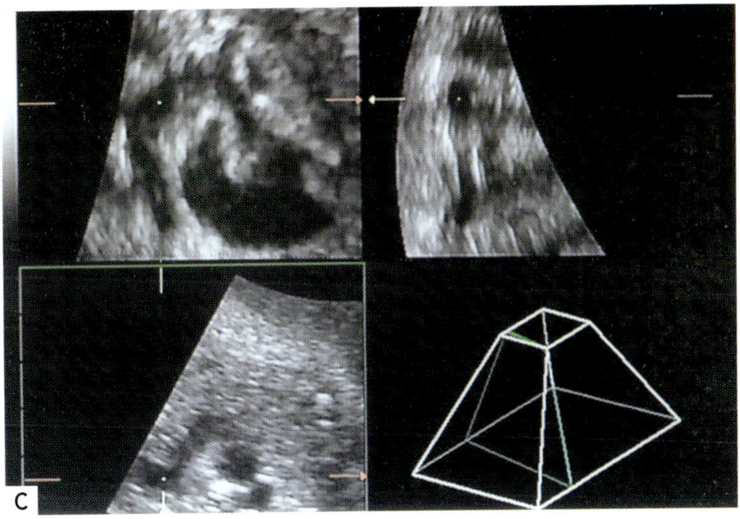

A | B
C

Imagem A

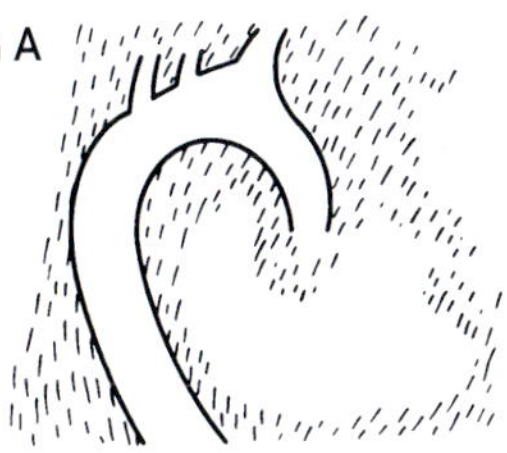

Imagem C

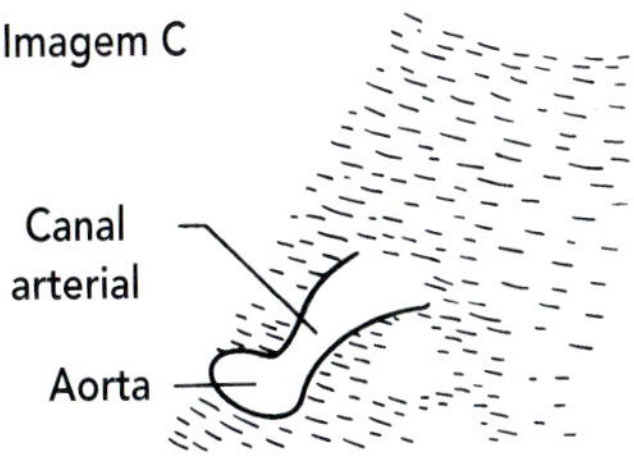

Figura 4.57 – *(Cont.)* Coração (37ª semana de gestação)

B) Imagem A: ventrículo esquerdo e aorta. Imagem B: ventrículo direito e artéria pulmonar. Permite avaliar a relação entre os ventrículos esquerdo e direito, a aorta e a artéria pulmonar.

C) Imagem A: arco da aorta com três ramos. Imagem C: plano transversal no canal arterial e na aorta.

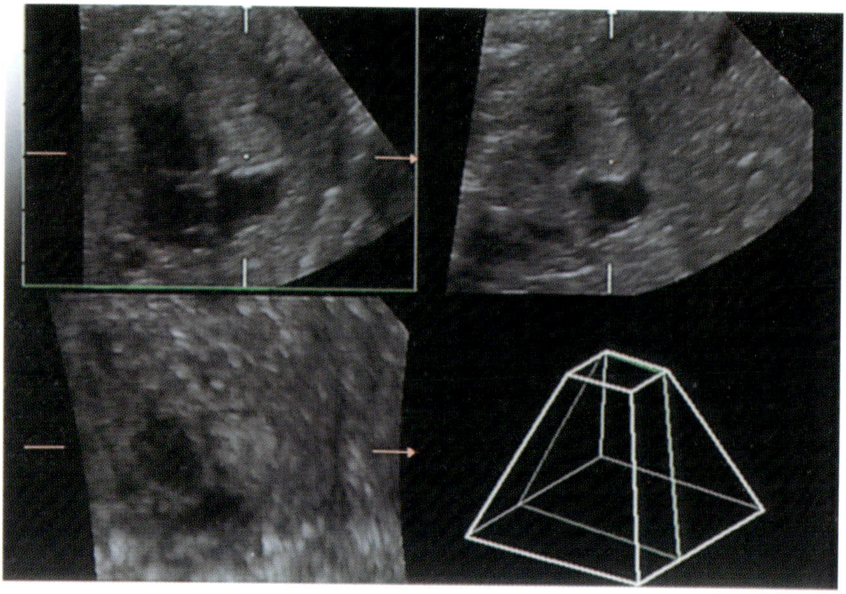

Imagem A

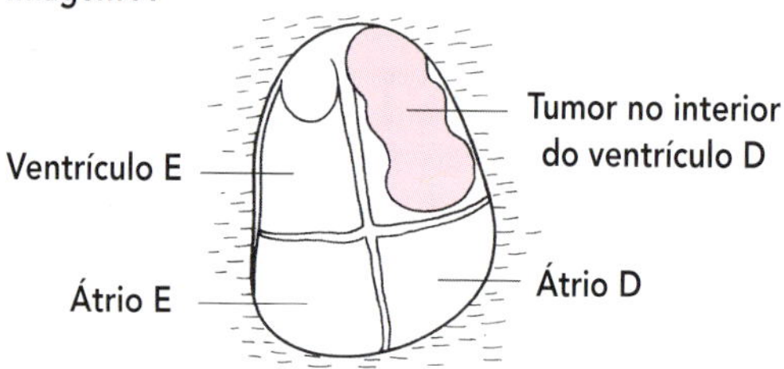

A | B
C

Figura 4.58 – Tumor intracardíaco (29ª semana de gestação)
Imagem A: plano das 4 câmaras do coração. Imagem B: plano longitudinal da aurícula direita e do ventrículo direito. Imagem C: plano transversal de ambos os ventrículos. Nota-se que o tumor ocupa a maior parte da cavidade do ventrículo direito.

Outras Malformações

A exibição em 3 planos ortogonais pode ser útil para evidenciar outras malformações fetais (Figs. 4.59 a 4.61).

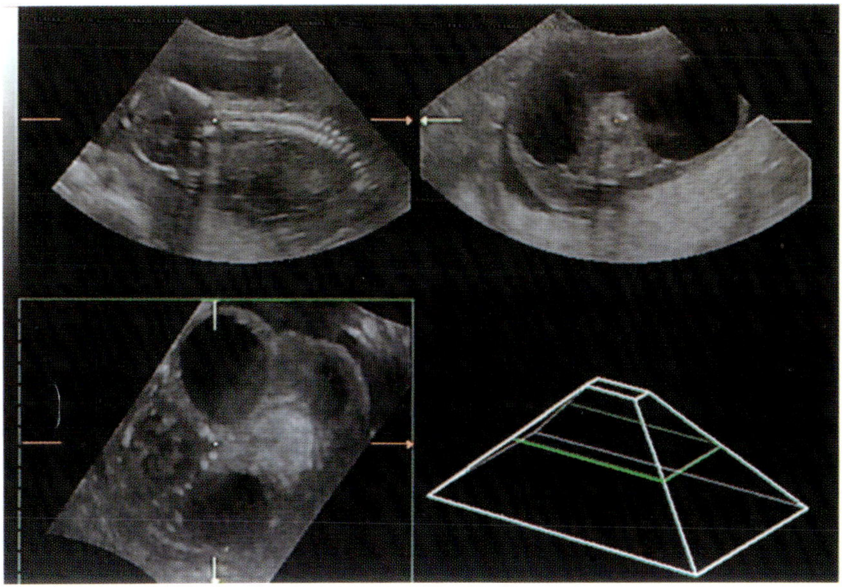

A	B
C	

Figura 4.59 – Higroma cístico (20ª semana de gestação)
No plano longitudinal (imagem A) os cistos não são nítidos, mas no plano transversal (imagem B) e no plano frontal (imagem C) da região do pescoço está clara sua presença.

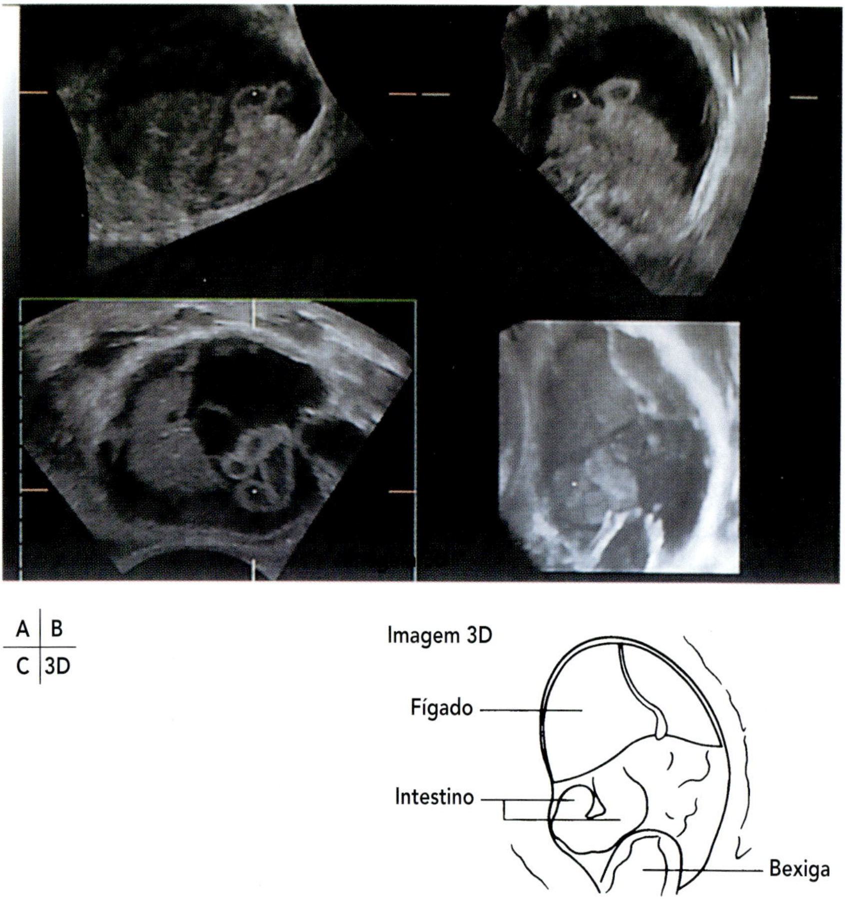

Figura 4.60 – Ascite fetal (33ª semana de gestação)
Planos longitudinal (imagem A), transversal (imagem B) e frontal (imagem C) do abdome fetal. A imagem direita inferior (3D) é a reconstrução de superfície dos órgãos abdominais.

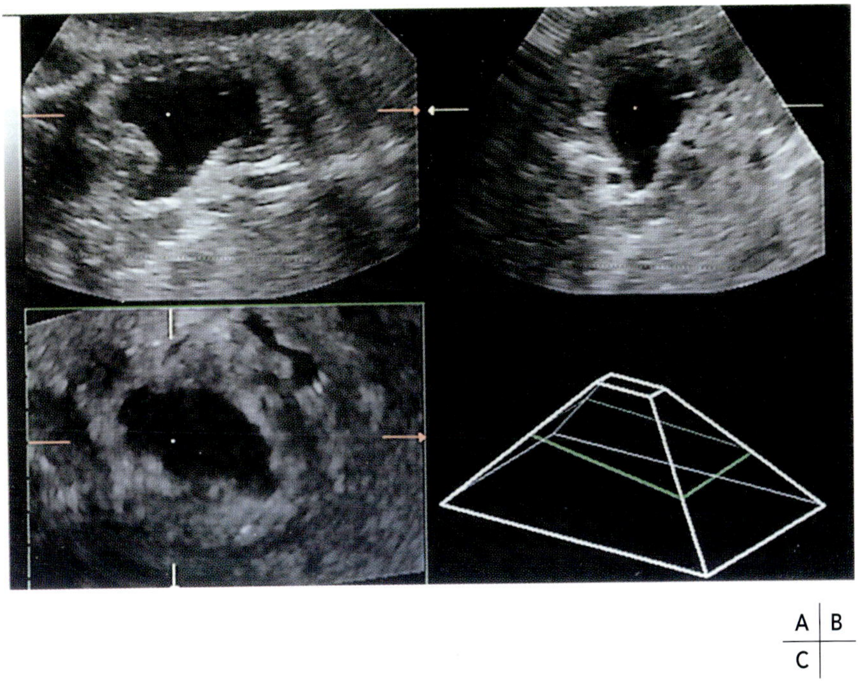

Figura 4.61 – Hidronefrose (36ª semana de gestação)
O grau de dilatação da pelve renal está evidenciado nos 3 planos ortogonais do rim.

Há tendência de se enfatizar a ultra-sonografia tridimensional apenas com a imagem tridimensional do feto, mas ela é útil também na área da Ginecologia.

ÚTERO

Pela via endovaginal é possível observar, com detalhes, o útero de tamanho normal. Mas a ultra-sonografia convencional consegue captar apenas os planos longitudinal e transversal e, por tal motivo, as anormalidades morfológicas congênitas podem passar despercebidas. Com o uso da ultra-sonografia tridimensional é possível reproduzir o plano frontal, além dos planos longitudinal e transversal (Fig. 5.1), sendo muito útil no diagnóstico de anormalidades morfológicas congênitas do útero (Figs. 5.2 e 5.3). O endométrio na fase lútea é representado nitidamente em branco, facilitando o contraste com a camada do miométrio, que aparece escura. Mas, mesmo na fase folicular, é possível

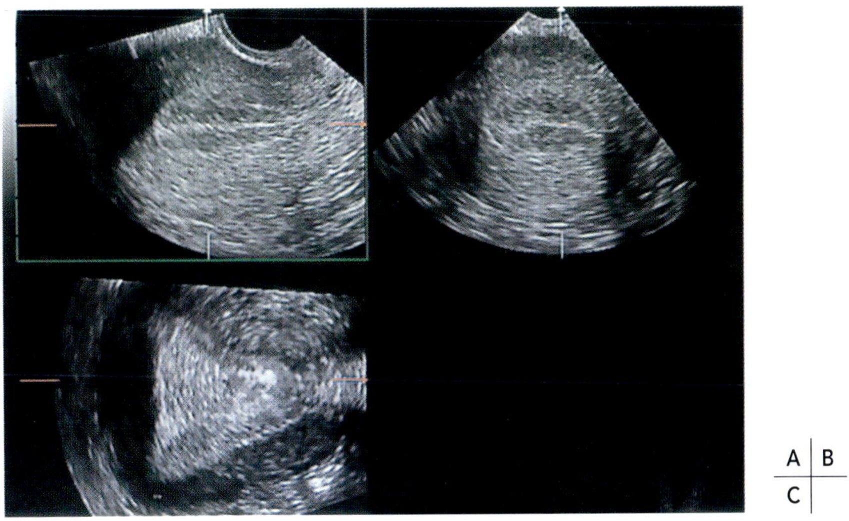

Figura 5.1 – Útero normal em fase folicular
A) Imagem A: plano longitudinal mediano. Imagem B: plano transversal. Imagem C: plano frontal. Os planos longitudinal e transversal do útero podem ser obtidos também pela ultra-sonografia convencional endovaginal, mas é difícil a obtenção do plano frontal, evidenciado na imagem C.

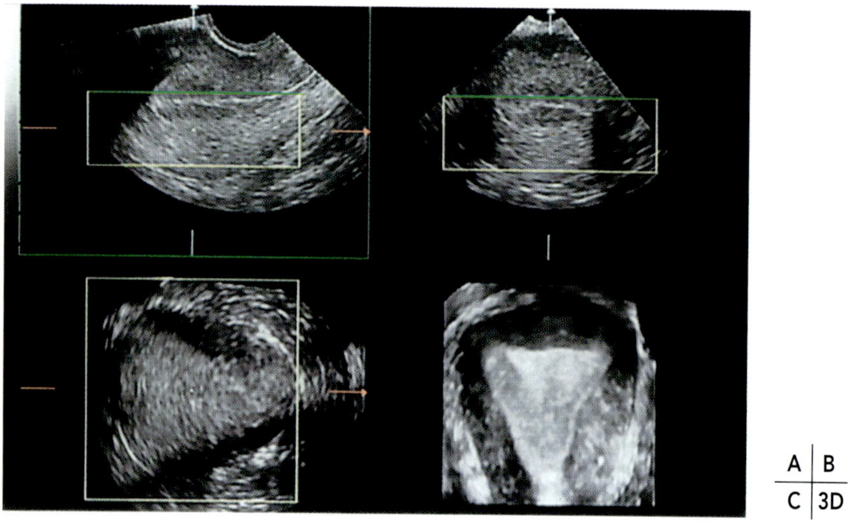

Figura 5.1 – *(Cont.)* Útero normal em fase folicular
B) Procedendo-se à reconstrução de superfície ajustando a região de interesse na cavidade do útero, como mostram as imagens A e B, a forma da cavidade uterina torna-se ainda mais nítida, como mostra a imagem direita inferior. O plano da imagem C não representa a forma da cavidade uterina por não estar bem centrada nesta.

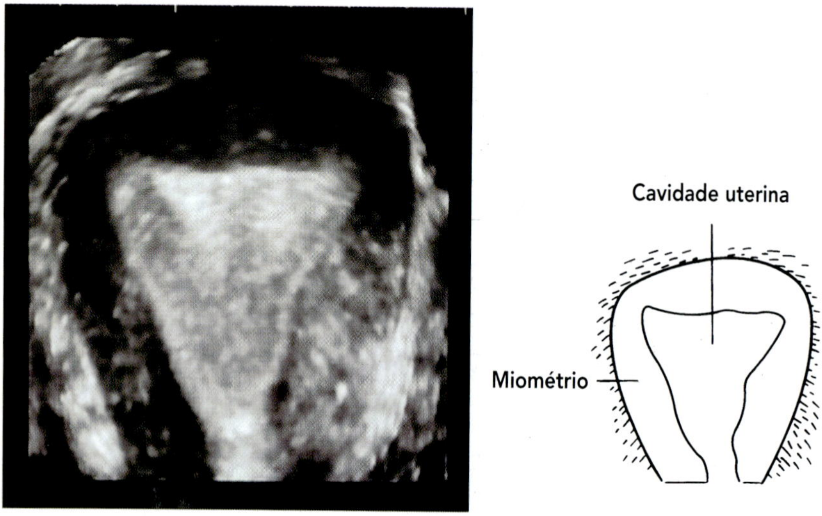

Figura 5.1 – *(Cont.)* Útero normal em fase folicular
C) Exibição ampliada apenas da imagem 3D. A forma da cavidade uterina e o contorno do útero estão reproduzidos com nitidez, como na imagem obtida pela ressonância magnética. A facilidade de obtenção deste tipo de imagem em ambulatório representa uma das grandes vantagens da ultra-sonografia tridimensional.

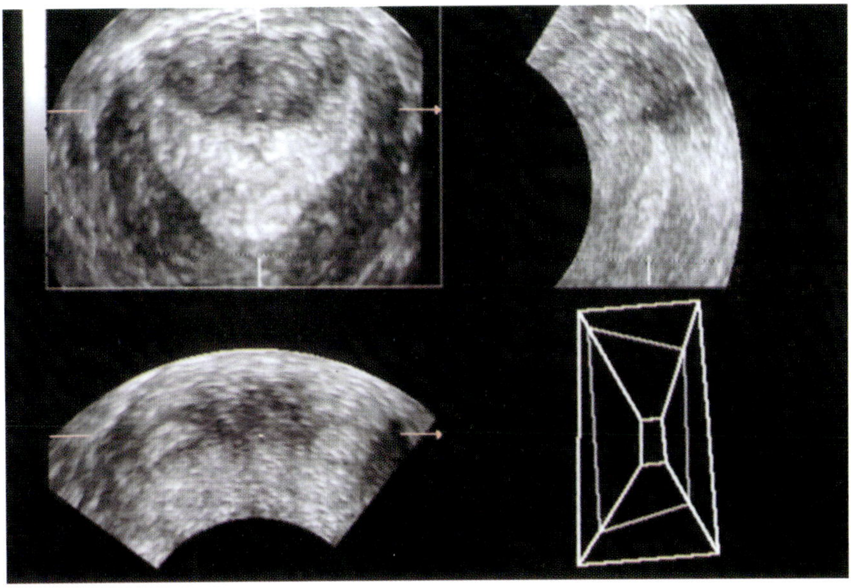

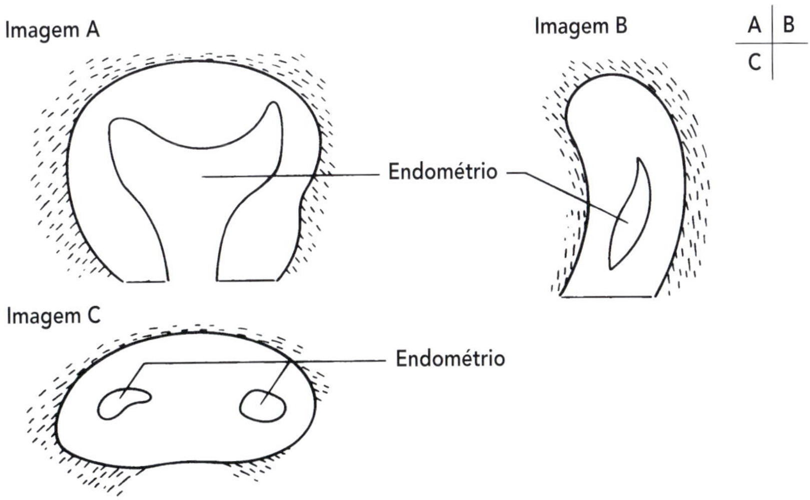

Figura 5.2 – Útero arqueado
Imagem A: plano frontal, o fundo da cavidade uterina apresenta depressão, mas o contorno externo do útero é normal. Imagem B: plano longitudinal mediano; na porção mediana, a camada muscular do fundo do útero é espessa. Imagem C: plano transversal do útero; a cavidade separada aparece com endométrio em branco.

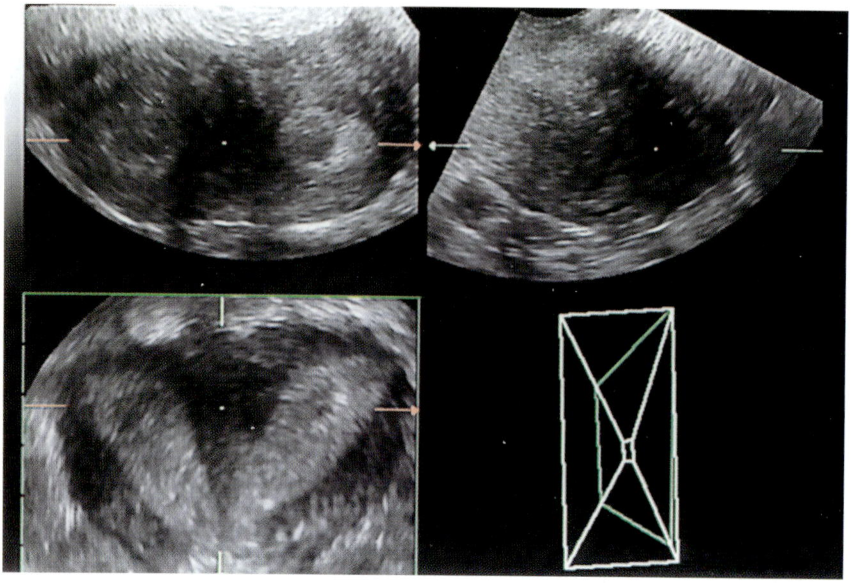

Imagem C

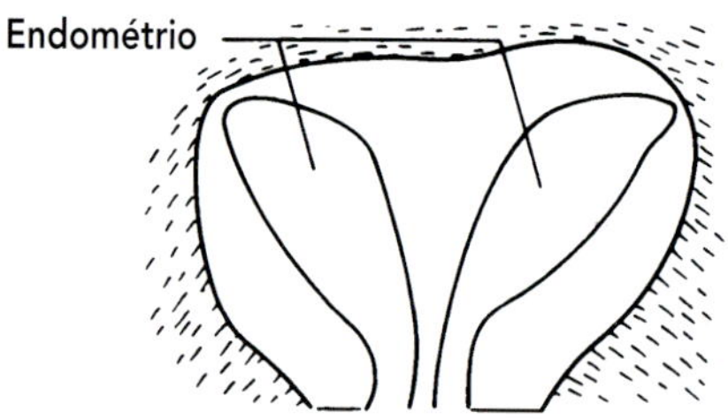

A B
C

Figura 5.3 – Septo uterino
No plano transversal do útero (imagem A), a cavidade está separada como no útero arqueado, mas no plano sagital mediano (imagem B) não se observa a imagem do endométrio. A imagem C, que corresponde ao plano frontal do útero, mostra claramente que a cavidade uterina está completamente dividida em direita e esquerda e que o contorno do útero não apresenta depressão no meio, como no útero bicorno.

avaliar a cavidade do útero pela ultra-sonografia tridimensional (ver Fig. 5.1). O plano frontal do útero pela ultra-sonografia tridimensional apresenta imagem semelhante às imagens da histerossalpingografia ou da ressonância magnética. Portanto, a ultra-sonografia tridimensional permite avaliar ambulatorialmente, com facilidade, a morfologia do útero, incluindo a cavidade, tornando desnecessário o uso de método invasivo, como histerossalpingografia ou de aparatos grandiosos, como os da ressonância magnética. Estando familiarizado com o manuseio do equipamento, consegue-se obter o plano frontal do útero em menos de 10 segundos, incluindo-se o tempo da varredura tridimensional.

A ultra-sonografia tridimensional é útil também no diagnóstico de corpos estranhos intra-uterinos e de alterações patológicas. Há trabalhos que relatam sua utilidade no diagnóstico de tipos e posição de DIU e sua integridade (Figs. 5.4 e 5.5).

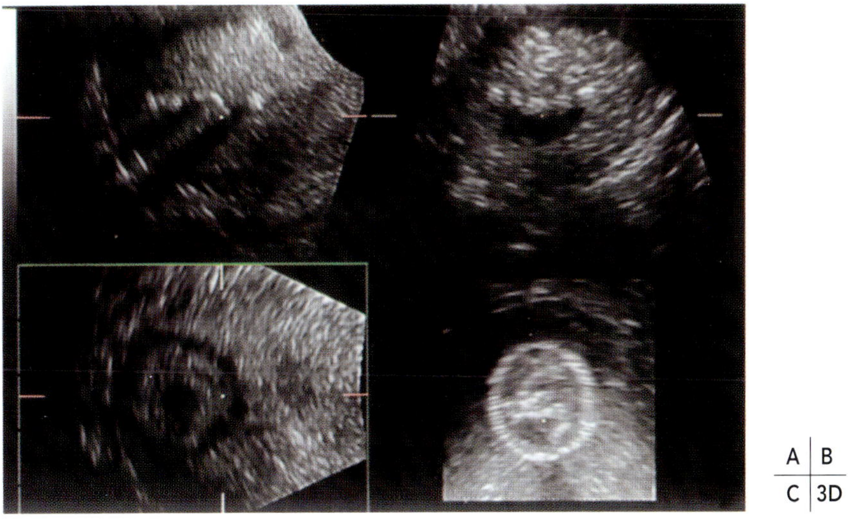

Figura 5.4 – DIU – 1
Imagem A: plano longitudinal do útero. Imagem B: plano transversal do útero. Imagem C: plano frontal do útero. A imagem direita inferior é a reconstrução de superfície do DIU. O plano frontal do útero mostra a forma do DIU desenhada pela sombra acústica (imagem C).

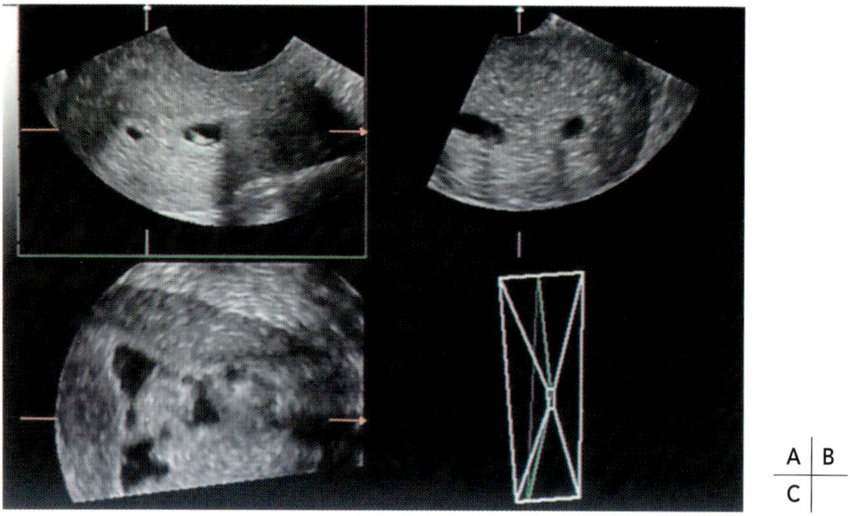

Figura 5.6 – *(Cont.)* Síndrome de Asherman
B) Após a injeção de solução salina fisiológica. A cavidade uterina aparece em preto pela solução e há partes das paredes uterinas anterior e posterior que não se separam, tanto no plano longitudinal (imagem A) como no plano transversal (imagem B). O local e a extensão dessas aderências são melhor compreendidos pelo exame do plano frontal (imagem C). Utilizou-se o cateter com balão para histerossalpingografia para se injetar a solução salina fisiológica.

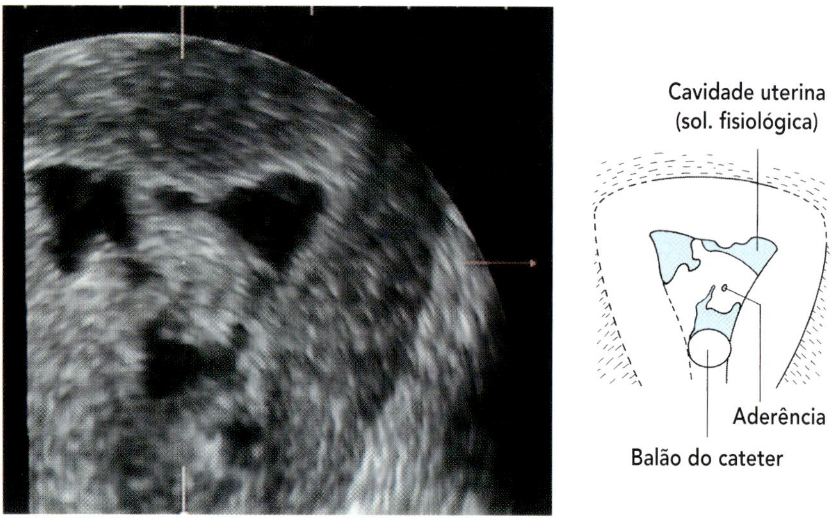

Figura 5.6 – *(Cont.)* Síndrome de Asherman
C) Imagem do plano frontal do útero ampliada após a injeção de solução salina fisiológica.

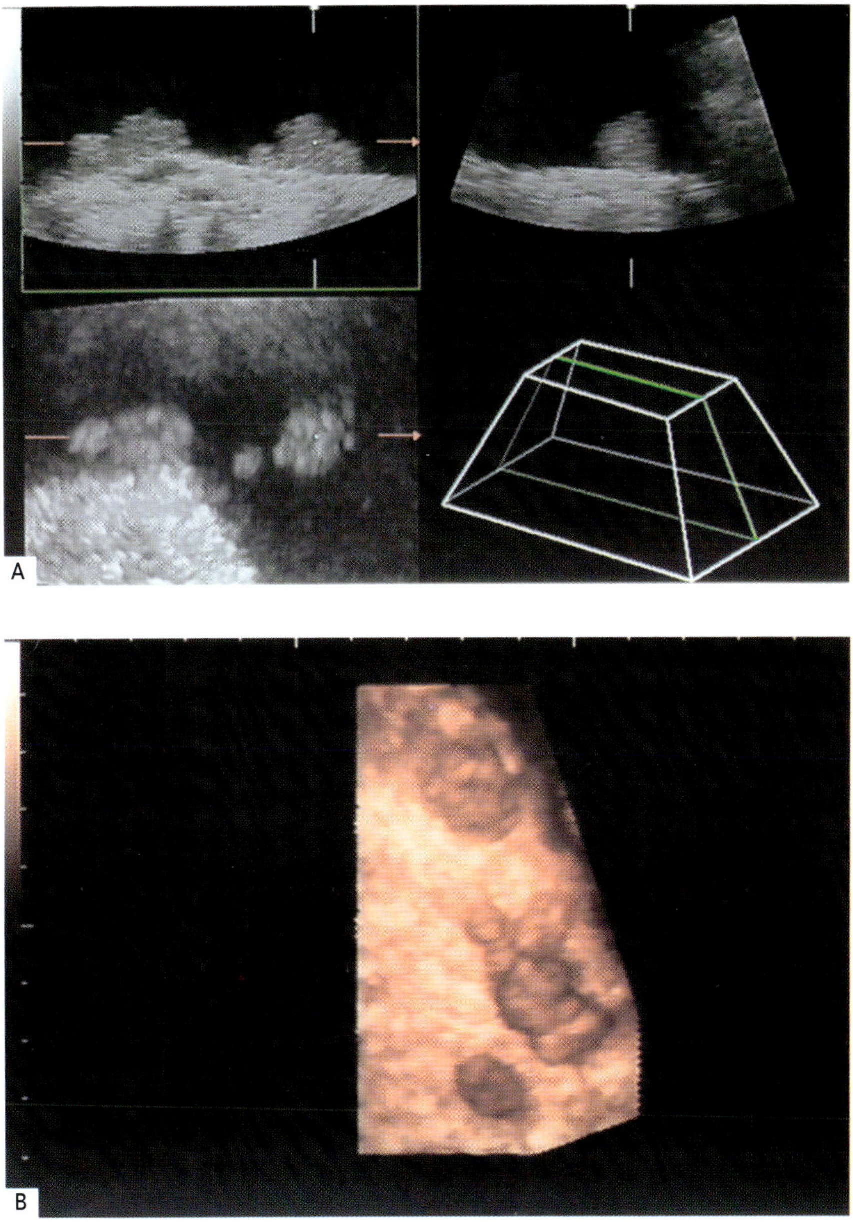

Figura 5.11 – Câncer de ovário – 2

A) Exibição em 3 planos ortogonais da parte sólida que se projeta da parede para o interior do tumor, em câncer de ovário com área cística predominante.

B) Parte sólida que se projeta da parede para o interior do tumor, vista pela porção cística. Percebe-se que na superfície interna da parede há pequenas partes sólidas dispersas.

CAPÍTULO 6

Vantagens e Limitações da Ultra-sonografia Tridimensional

grafia tridimensional tem sido destacada em diversas enfermidades, sendo especialmente útil nas seguintes condições:

- Diagnóstico de anormalidades morfológicas da face (fácies características que acompanham alterações cromossômicas, lábio leporino, etc.).
- Diagnóstico de anormalidades morfológicas e de posição das orelhas.
- Diagnóstico de anormalidades morfológicas dos membros (polidactilia, sobreposição dos dedos, anormalidades de flexão do punho, talipe eqüinovaro, etc.).
- Diagnóstico de anormalidades morfológicas do esqueleto (anormalidades de suturas e fontanelas, escolioses, espinha bífida, anormalidades do tórax, etc.).
- Avaliação da gravidade das anormalidades morfológicas (lábio leporino, onfalocele, micromelia, etc.).

A utilidade do método não consiste apenas na obtenção da imagem tridimensional do feto. Conforme a posição e a situação fetais, há ocasiões em que não é possível obter imagens adequadas ao diagnóstico pelo método ultra-sonográfico convencional e há casos em que é difícil dispor de tempo suficiente para exame minucioso, devido à movimentação fetal. Entretanto, uma vez obtido o conjunto de dados tridimensionais, torna-se possível produzir livremente a imagem apropriada ao diagnóstico. A exibição em 3 planos ortogonais é considerada útil especialmente para o diagnóstico de anormalidades intracranianas, cardíacas e dos grandes vasos.

A ultra-sonografia tridimensional permite exibir imagens tridimensionais tão reais quanto as observadas com os próprios olhos no recém-nascido. São também apontadas as seguintes vantagens:

- Dar às gestantes que geraram crianças anormais a sensação de segurança de que este feto não apresenta anormalidades.
- Permite a noção real do feto e é útil para despertar precocemente a consciência materna e estabelecer posterior bom relacionamento mãe-filho.

Vantagens da Ultra-sonografia Tridimensional em Ginecologia

A facilidade de obtenção do corte frontal do útero pela ultra-sonografia tridimensional é de grande importância clínica, sendo especialmente útil nas seguintes situações:

- Diagnóstico de anormalidades congênitas do útero (útero arqueado, útero septado, útero bicorno, etc.).
- Identificação do DIU e da sua posição.
- Avaliação da área patológica na síndrome de Asherman.
- Avaliação da deformação da cavidade uterina por mioma e outras afecções.

A utilidade da ultra-sonografia tridimensional nas enfermidades do ovário não é grande, mas pode ser vantajosa nas seguintes ocorrências:

- Pacientes que estão desenvolvendo numerosos folículos pelo uso de estimulantes da ovulação (avaliação global de numerosos folículos ovarianos).
- Casos em que há partes sólidas que se projetam para o interior do cisto (avaliação da morfologia da parte sólida).
- Casos em que há necessidade de determinar o volume do tumor (interpretação do efeito terapêutico).

Outras Vantagens da Ultra-sonografia Tridimensional

Na ultra-sonografia convencional, o examinador precisa concluir o diagnóstico até o final do exame e a precisão diagnóstica fica dependente da sua capacidade pessoal. Contudo, pela ultra-sonografia tridimensional, desde que o conjunto de dados tridimensionais seja armazenado, as alterações morfológicas complexas podem ser cuidadosamente examinadas após o término do exame. Além disso, o conjunto de dados tridimensionais pode ser enviado ao especialista por meio de dis-

Referências Bibliográficas

Livros

1. (em japonês) Baba, Kazunori: Chōonpazō ni yoru sanfujinka no hiyaku – keifukuhō kara keichitsuhō e, dansōzō kara sanjigenzō e -. Nagai shoten, Osaka, 1992.
2. Baba, K and Jurkovic D, eds: Three dimensional ultrasound in obstetrics and gynecology. The Parthenon Publishing, (Carnforth, UK), 1997.
3. Merz E, ed: 3D Ultrasound in Obstetrics and Gynecology. Lippincott Williams & Wilkins (Philadelphia, USA), 1998.
4. Nelson T, Downey D, Pretorius D, Fenster A, eds: Three – dimensional ultrasound. Lippincott Williams & Wilkins (Philadelphia, USA), 1999

Revista

1. (em japonês) Baba, Kazunori, Igai, Hiroshi: Sanjigen chōonpa no rinshōteki igi. Nihon Sanfujinka Gakkai Kaishi, 51 (8), P744-754, 1999.

Índice Remissivo